长桑君中医脉法初级教程

王太海　编著

天津出版传媒集团
天津科学技术出版社

图书在版编目（CIP）数据

长桑君中医脉法初级教程 / 王太海编著. -- 天津 : 天津科学技术出版社, 2021.7

ISBN 978-7-5576-9394-7

Ⅰ. ①长… Ⅱ. ①王… Ⅲ. ①脉学一教材 Ⅳ. ① R241.1

中国版本图书馆CIP数据核字(2021)第110776号

长桑君中医脉法初级教程

CHANGSANGJUN ZHONGYI MAIFA CHUJI JIAOCHENG

责任编辑：孟祥刚

责任印制：兰　毅

出　　版：天津出版传媒集团 / 天津科学技术出版社

地　　址：天津市西康路 35 号

邮　　编 ：300051

电　　话：（022）23332377

网　　址：www.tjkjcbs.com.cn

发　　行：新华书店经销

印　　刷：廊坊市海涛印刷有限公司

开本　889×1194　1/16　印张 7.5　字数 200 000

2021 年 7 月第 1 版第 1 次印刷

定价：78.00 元

序言一

我与李树森相识于20世纪90年代,那时还不知道他是一个身怀绝技的传世中医。后来,听我们一个共同的朋友说起,李大夫在大连中山区华昌街开了一家诊所,坐堂行医,恰巧我夫人身体不适,于是便与夫人一起找到了李大夫。看到熟人来访,李大夫非常热情,知道了我们的来意后,便给我夫人把脉探病。把脉的过程中,只见李大夫的手腕上不停地跳跃着,仿佛弹琴一般,让我很是惊奇,后来才知道这是长桑脉法的特征之一:跳脉。李大夫把脉改变了我以往对中医看病的望闻听切,把脉过程中,李大夫什么也没有问,甚至都没有抬一头,只是不停地在病历纸上画着什么。把脉结束后,开始讲解我夫人身体上存在的问题,从头到脚,无一遗漏,甚至包括以往经过治疗已经痊愈的病症,就如同CT扫描一般。

这一次久别重逢,让我重新认识了李大夫,我夫人也成了李大夫的粉丝,对李大夫的敬佩之情无以言表,我们之间的交往自然就多了起来。随着时间的推移,我们交流的话题愈发广泛和深入,从中医学到哲学,从《内经》到《诗经》,从传统文化到辩证法等等,李大夫学习探索的精神、融会贯通学以致用的能力都让我感到衷的敬佩。于是就有了一个想法,能不能出一部书,将李大夫的妙手仁心介绍更多的人,让更多的人受益。

李大夫医德高尚、医术精湛、思想深邃,在其几十年行医生涯中,在治病救人的同时,也不忘中华优秀传统文化的研究与传承。为了更多的中医工作者能了解、掌握长桑君脉法,李大夫无私地将祖传脉法公诸于世,并开办了长桑君脉法公益课堂,旨在使脉法发扬光大、治病救人。现在李大夫的学生已广泛地分布在世界各地,为弘中医药文化发挥着重要作用。

本教程的材料大多来自于李大夫的学生,我只是代为完成他们的心愿,在此表示感谢。希望通过本教程的出版,可以让更多的人了解长桑君脉法、了解中医药文化,为中华优秀传统文化发扬光大做出贡献。

王太海
2021年1月

序言二：李树森老师给长桑君脉法和高级伤寒班全体弟子的赠言

伤寒脉法是无上法门，只有全力以赴心无杂念地一步一个脚印去攻克才能闯入这个神秘的殿堂。首先伤寒论是建立在内经、难经、神农本草经、扁鹊脉法上下篇和汤液经基础上的巨作，其高度集远古中医之大成，后人欲解全篇之秘需重走圣贤格物致知之路，明理尽性始能觉悟。审视近二十个月的学习，部分学员夜以继日刻苦研修，虽得其中真谛，然终究缺失对内难之醒悟，多数人不能一蹴而就，比如后世对“正气”的认识就有误，正气并不是人体内的气机一种，内经言：“真气者，所受于天，与谷气并而充身也。

正气者，正风也，从一方来，非实风，又非虚风也。邪气者，虚风之贼伤人也，其中人也深，不能自去。正风者，其中人也浅，合而自去，其气来柔弱，不能胜真气，故自去”，人之生病内则真气不足，外则邪气猖獗，而“正气”只是应时之风气并不是内生之气。

这些理念的差距导致我们的课进度非常缓慢，许多课程必须回到内难经中重新学习，不断帮助大家提高对天地人的认知水准逐渐前行，这就是伤寒课难以讲解的原因。再举个例子：大家对“数”“迟”的概念是建立在现代科学中数学和物理知识上的一种常知，若带着这种常识一定学不好伤寒论和伤寒脉法，因为古代的“数和迟”只是“谁在先谁在后”的一种关系，即3在2后，2在1后，3在1后，而没有“谁多谁少”的含义。内经、伤寒论中的“数和迟”，是代表“卫和荣”谁在谁后与“快慢”无关，当大家都懂得这些哲理时才叫觉悟内经、觉悟伤寒，至于指法上的灵活运用只是时间，上的长短，假以时日伤寒脉法一定会练到炉火纯青。

建议大家用一生的时间来研修伤寒论。我不知道世界上还有什么医术能够与伤寒论比肩。思索未来那些把内经、难经、伤寒、长桑君诸脉法融会贯通，立志开万世基业，度苍生之永康，胸怀天下而绝不随波逐流之弟子，吾感之而必助之。真心相感才能同气相应。明与暗皆非道，不知为知之，是知也。心若在师必在，两意合之而功倍矣，众弟子若能亲道近道心无旁骛必如其所愿。

李树森

2021年1月

● 教育经历

1985 年,毕业于白求恩医科大学医疗系。1998 年研究生毕业于辽宁中医学院中西医结合专业。

● 简介

李树森教授为晚清御赐中医、民国时期吉林市名医李五先生传人。

自 8 岁起跟随祖父习脉法、中药、针灸,尽得家传秘诀。

三十年来,苦心孤诣精研脉法,脉诊诊疗已经炉火纯青,指下功夫独到而神奇。

1994 年受聘为马来西亚中医学院讲师。

2003 年被辽宁中医药大学教育学院聘为中医脉诊研究室主任。

2015 年将祖传长桑君脉学公之于世,受到中医界广泛关注和重视。

2016 年被南京中医药大学和瑞士中医学院聘为客座教授。

目前担任世界中医联合会脉象学会副会长,中华中医药学会长桑君脉学传承与创新国际论坛专家委员会主委。

现任长桑君脉学研究院院长。

李树森教授以脉学理论与现代科学知识为基础,并与临床实践相结合,研究脉象的生成原理,脉象特征,临床意义和用药规律。自创脉诊记录图,结合现代医学的发展,提高脉诊在现代疾病治疗中的地位。

目　　录

第一章　长桑君脉法简介

“长桑君脉法”脉学体系以李树森老师家传脉诀为理论基础，脉学体系法于自然，源头脉诀“千年黄河易改道，百岁太渊左右滚”由先祖承传下来。经过李树森老师30多年专研探索，在临床验证行之有效，而创立和整理出的一套非常有价值的，独特的，实用的，中医“三部九候脉法”脉学体系。

“长桑君脉法”脉学体系的理论核心为“气精原理”，血脉中的“气精化生原理”，阐明了血脉生成的本源，以此为基础，确立了实用的“平脉辩证”标准。“长桑君脉法”的理论以“冲气以为和”和“负阴抱阳”为纲纪、以“五行解脉术”见一而知五脏六腑之变而独步天下。“长桑君脉法”脉学体系所独创的“五行解脉术”延续了五行推断疾病的古老传统，方法独特，不但对临床选经取穴用针配药尤其实用，对临症时诊断的定性，定位，帮助极大。对各类疾患都能及早发现和治疗，丰富了中医“治未病”的有效内容和理论。

“长桑君脉法”脉学体系有三大特色图：即“脉动图”，“脉形图”，“脉势图”。这三个特色图各显脉理真谛。“长桑君脉法”脉学体系有“十大脉”和“四大名捕脉”，这一系列脉化繁为简，见微知彰，学员们很快即可运用于临床事半功倍。

“十大脉”包括：脉滚动，动脉，短脉，紧脉，微脉，见骨脉，浊脉，虚脉，寸上脉，八大脉；“四大名捕脉”包括：动脉，见骨脉，浊脉，寸上脉。

“长桑君脉法”脉学体系以李树森老师家传脉诀为理论基础，脉学体系法于自然，源头脉诀“千年黄河易改道，百岁太渊左右滚”由先祖承传下来。经过李树森老师30多年专研探索，在临床验证行之有效，而创立和整理出的一套非常有价值的，独特的，实用的，中医“三部九候脉法”脉学体系。

“长桑君脉法”脉学体系的理论核心为“气精原理”，血脉中的“气精化生原理”，阐明了血脉生成的本源，以此为基础，确立了实用的“平脉辩证”标准。“长桑君脉法”的理论以“冲气以为和”和“负阴抱阳”为纲纪、以“五行解脉术”见一而知五脏六腑之变而独步天下。“长桑君脉法”脉学体系所独创的的“五行解脉术”延续了五行推断疾病的古老传统，方法独特，不但对临床选经取穴用针配药尤其实用，对临症时诊断的定性，定位，帮助极大。对各类疾患都能及早发现和治疗，丰富了中医“治未病”的有效内容和理论。

“长桑君脉法”脉学体系有三大特色图：即“脉动图”，“脉形图”，“脉势图”。这三个特色图各显脉理真谛。“长桑君脉法”脉学体系有“十大脉”和“四大名捕脉”，这一系列脉化繁为简，见微知彰，学员们很快即可运用于临床事半功倍。

“十大脉”包括：脉滚动，动脉，短脉，紧脉，微脉，见骨脉，浊脉，虚脉，寸上脉，八大脉；“四大名捕脉”包括：动脉，见骨脉，浊脉，寸上脉。

“长桑君脉法”脉学体系独创并首创脉诊记录图，令三部九候脉栩栩如生重现在图画中,脉诊记录图的框架为三大元素组成:三横线、一弧线、二竖线,可完整体现寸上,寸,关,尺,尺下“脉”。

“长桑君脉法”脉学体系独创并首创脉诊记录图标,包括文字图标,图形图标,浮中沉图标,表中里图标等,这些清晰明了的图标可以形象完 整表达记录各种脉象,脉质,脉位,以及脉中线 的位置。学习“长君脉法”脉学体系后,脉诊图 标是学员们的共同语言。“长桑君脉法”脉学体 系独创的图标可谓中医界的革命,具有划时代意 义。脉诊记录图是长桑君脉法的绝技,一张精准 的脉诊记录图就是一份完整的病史。

“长桑君脉法”脉学体系的精髓还体现在于其独特的,先祖承传下来的古典脉法口诀。整个脉学体系中的各种理论和每个脉象都有其独特的古典脉法口诀,这些口诀精简深刻,蕴含丰富的中医经典基础理论与哲理,为“长桑君脉法”精髓核心。

“长桑君脉法”脉学体系还探索还原《内经》、《伤寒论》、《史记》中后世很难研究、艰涩深奥的脉法。如《内经》中的三部九候脉法,人迎气口脉法;《伤寒论》中的古典脉法:脉蔼蔼,脉累累, 脉萦萦,脉瞥瞥等脉法,以及《史记·扁鹊仓公列传》中仓公淳于意为后世留下的珍贵脉法诊籍。

“长桑君脉法”脉学体系的教学口号:“没有最新,只有更新,相应则吉!”

第二章　长桑君脉法的基本理论

2.1　长桑君脉法的理论依据:“气精化生”

长桑君脉法为求道所得,这个“道”就是天地人合一的法则,其中哲理都在滔滔东去的黄河水中。长桑君脉法的脉诀:“千年黄河易改道,百岁太渊左右滚,水火无情天上来,气精媾和脉中神”,是本脉法之源头。

“气”与“精”合而化赤为“血”。所谓“人之血脉”合则为血,分之则只有“气”与“精”而已。此为阴阳之两端,相媾“中和”为“血”。

阴阳二极流行化生必有一往一来,故“血脉”有二道。即:“阳往而动之道”,主动,主升,主津(热),主化,和“阴来而静之道”,主静、主降,主湿(寒),主合。气与精“往”则“中和”为“经脉”(动脉),气与精“来”则“中和”为络脉(静脉)。气精“往”则生肝臟,肝主“经脉”(肝生脉,心舍脉),藏血而舍魂;气精“来”则生肺臟,肺生“气”舍魄,肺主“络脉”,(肺生精,肾舍精)。人之五脏合天之五行,心肾为火水化生之源,肝肺者为火水化生之“二用”,故称之为心肾“二用”。

气精中和,阴阳平秘,这个状态老子称之为“负阴抱阳”,气往则入中,故“经脉”之血为“精包气”。精来则气在外,故“络脉”之血为“气包精”,其要“精寒而气热”。此为气精化生原理。经脉行于内,显于“太渊”。络脉行于表,瘀则肺寒。

气精化生“以中为用”,天地有水火,其“中和”为河流和四海湖泊及沼泽;人身有“气精”(元气和真精),其“中和”为血脉之经(脉)和络(脉)。阴阳往来以阴阳平秘为大要。阳往则阴平,阴包阳则天道左旋,阳在内主“动”主“升”,阴在外抑阳不可太过,此为“负阴抱阳”,为阴阳流行之正道。阴来则阳秘,阳包阴地道右旋,阴在内主静,主降,阳在外主散,阳散则阴降,此为“戴阳归阴”,为阴阳流行之反道。如是,阴阳往来为中间平衡时有一正一反两个“同质而性反”之“物”。二者“互根互为用”“相反相成”。

阴阳流行出现两次“对待”,不是“打仗”,不是“大眼瞪小眼”,而是“化生”出新的“物”,并产生新的“大用”,即包括形而下之“物”,同时又化生出形而上之“用”,故:阴阳之流行“以中为物”,“以中为用”。此“中用”不是孔子的“中庸”。中庸为“道之体”,中用为“道之用”。

戴阳归阴的“归"字,是说戴的“阳”必须散掉“阴”才能“生出来”,所以络脉(静脉)的“热”不散掉“精”就不能“生”,(肺金就不能生肾水),怎么散热快呢?人类的静脉直接行于体表,通过皮肤散热,另外从猿到人最大的变化是把体毛也舍去了,就为了一件事“热散精生”,所以人的“生殖力”也是动物界之最。另一方面阴质必须“充足”二者缺一不可。内经曰:肺生皮毛,皮毛生肾。通过皮毛散热才是肾水之上源,这就是人体五行中“金生水”必要条件,即“戴阳归阴”。

阴阳化生“正道"为“负阴抱阳”,与阴阳的内在因素关系大。阴阳化生的“反道”是“戴阳归阴”,是“冲气以为和”的被动一方,受外界制约的因素多,只有“归阴”才能进入新的阴阳化生层次,如同孕妇怀带的胎儿,要“瓜熟蒂落”并不简单,自古女人生产就是闯“鬼门关”,生和死在同一时辰。

人体阴阳往来化生是“相反相成”,或者说“一正一反”必须同步进行。“独阴”或者“独阳”不能“单行”,如同天空下来的雨水,必见乌云和白云相遇,人体处处都是“雨水”,现代医学证明人体百分之75%~85%都是水构成的。其中负阴抱阳和戴阳归阴是老子《道德经》悟道所得。万物生于“有”,“有”生于“无”,即“无”中生“有”。“无”就是“道”。“虚无”中有一双拉弓射箭的手,以无穷大的力把箭射出,(“张弓搭箭”就是“弛张”的“张”),阴阳已张,天地始生。阳往在先,阴迎在前,阴阳逆生,阳往阴迎。

气精往来化生,化生五行的“中和”之“物”,五行之物有不同“形态”:一、亲于地则有质有形,如五脏六腑;二、亲于“中”则有质无形,如津与液(津液也是一对相反相成的“新生物”),三、亲于天则“无质无形”,如魂魄。

此为气精化生“二用”时“兼三才而两之”生出的三对新“东西”。形而下为之“物”,形而上为之“气”,人是形而下和形而上的“复合体”。“津液”处于二者之间,降之则为“液”,升之则化为“元气”,故失津则元气先亡,上窍不明;失液则血脉先虚,五脏枯萎。水精四布,津液下行。

扁鹊因为得长桑君“真传”从一个“旅店老板”成长为一代医圣。即使扁鹊如何有天赋,如果没有长桑君穷一生精力,往返于黄河流域,多次遇河水泛滥成灾,见高山变滩涂,无奈湖泊支流肆意妄为,举目则千里干旱草木不生,沿途饿殍遍野,生灵涂炭,拖着老迈的身躯苦寻天地之道。雷鸣电闪助其冥想,严寒酷暑难夺心智。

“溯洄从之,道阻且跻。溯游从之,宛在水中坻。”仰望星空,感念苍生,天地万物无不为水火流行之变,终于悟出阴阳参伍之“道”,中医脉法的自然之“道”。明了天地以水火为二用,人以气精为始成;明了阴阳居两端逆行而化生。太渊现于寸口,六腑通天气则居“脉之表部”,五臟守地气藏真精居“脉之沉部”,气精化生津液充盈变赤为血而行于脉中,是故脉中有天地,阴阳,水火,三部处处中和,五行生克自守其中。

圣人了道则知生死魂魄乃受五毒(五味)催枯,情状无不见于指端。圣贤不远,三思而行。

长桑君脉法班是悟道班,学的是脉理,懂的是“阴阳”,求的是“道德”,如是则“内难伤”自在其中。中医三千年起源于天地之道。中医的阴阳是道法自然之理,学中医就是学“阴阳五行”之数,明“水火往来”之用,守“气精化生”之“德”,擎“冲气以为和”之翼,悟中庸而知“天命”。故“道之德”就是纲领,也是长桑君脉法班求学的宗旨。救生灵如小烹,驱魍魅如朝阳,百孔繁杂枢机在手,千疮依旧调和在心。

2.2　长桑君脉法的理论与实践创新：脉诊记录图

2.2.1　脉中线

远古先贤长桑君站在黄河岸边，每日观察河水的变化，会随着时间的推移，年复一年发生着变化。那么人体的血脉是否也像滚滚的黄河一样，随着时间的流逝而发生改变呢？长桑君从中悟出了中医“脉”法原理，并流传下来。

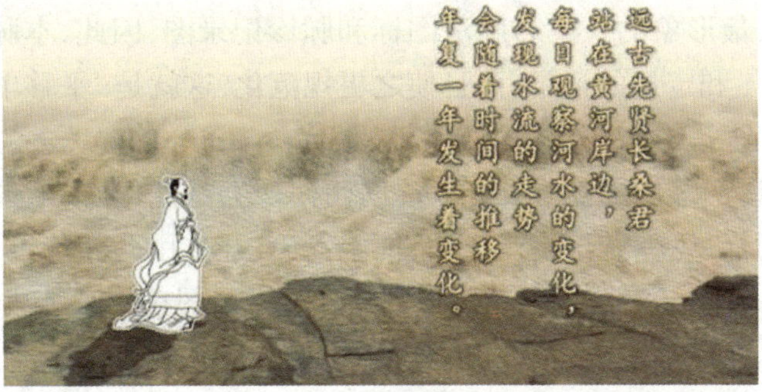

脉法寸关尺与大自然之间是什么比拟关系 呢？脉诊其要在关部，关部的本质叫“关隘”，就脉道和经脉而言，正常时经脉在寸口与周围腠理关系，如黄河之河道。黄河东去千里，遇平原

则散大而曲折，遇山隘则川急而奔腾，遇涝则溢，遇旱则枯，遇风则拍浪卷雾，遇寒则水泣河凝。隘前隘后，盛急则旋，出隘必宽，河堤变迁，自然而然。

人的桡骨茎突对于经脉构成一个“约束”，相当于黄河的从平原进入三门峡再冲出三门峡。双侧关位一定要找到“关隘”，即桡骨茎突内缘到桡腕屈肌筋腱之间的宽度。关前散大为寸，关后易满为尺，关上多急为紧，此为自然之道使然。

何为“脉道”？以“桡腕屈肌筋腱”为界与“桡骨茎突内缘”之间的凹槽看作“脉道”正常脉道中线以“桡骨茎突内缘”为界，到“桡腕屈肌筋腱”旁的直线对折点，即二者之间的“中点”为脉道“中线”的标志，此为“脉中线”。

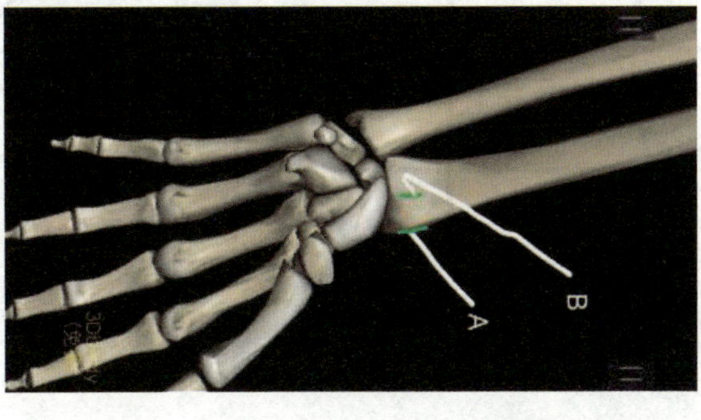

A 点就是桡骨茎突外边缘。B 点就是桡骨茎突的内侧缘。

A~B 就是一个高岗，叫关隘。

经脉（动脉）与“脉道”关系，如同黄河与河道的关系。经脉在腠理通过，周围有分肉，筋，骨，皮肤等，河道宽窄相对静止不变，河水在不停地流动消长变化。“脉道”相当于内经中的“经隧”。

2.2.2 长桑君脉法图标

从古至今，中医脉法并未闻有脉图之说，多如晋朝王叔和在《脉经》中针对学脉之艰难说“心中了了，指下难明”。李树森从家传脉决入手，用毕生精力，经过三十多年潜心研究，发明了中医最实用，最形象的长桑君脉法图标和脉诊记录图，因此，本脉法不仅仅完善了中医脉诊的定位，定性，和定量的记录，而且使之更规范化，这就是“平移求腑”的脉学导航图：长桑君脉法脉诊记录图。

长桑君脉法脉诊记录图的意义在于：首创栩栩如生，可以详细记录患者脉诊情况的脉图，首创各种脉图图标，凭脉做出直观诊断；便于复诊，开方用药和诊治疗效的掌握；便于与同行交流，脉诊记录图便于存档记录。此独创的脉诊记录图在所有脉法流派中独树一帜，发前人之未发，今后也难有与其相媲美的脉图！

可提供部分脉图

2.2.3 脉图的画法与脉中线

脉图基本构架元素：三横二竖一弧一折线。右脉道在上，左脉道在下，中间线表达双手桡侧腕屈肌筋腱；弧线在左，为寸上分界线，也即腕线（腕横纹），为远心端；折线在右，为尺下分界线，折线是腹股沟对应线，线的近心端是腿部，人腹部和大腿分界线是近似三角形。二竖线再把脉道分为三部分，形成寸、关、尺。寸为关前 9 分，关、尺各 1 寸（9：10：10）。关部为桡骨茎突宽度。

长桑君脉法 脉诊记录图

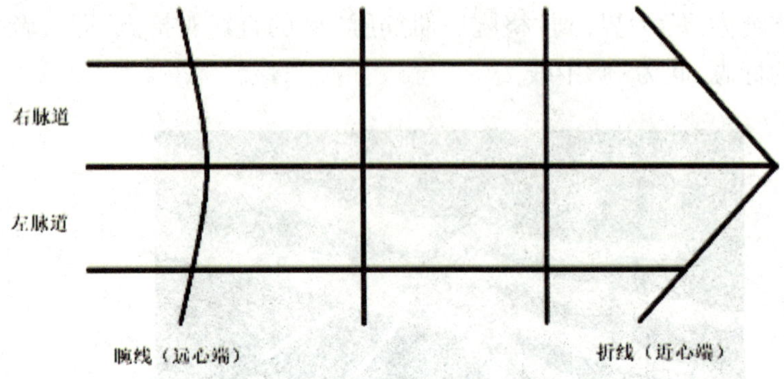

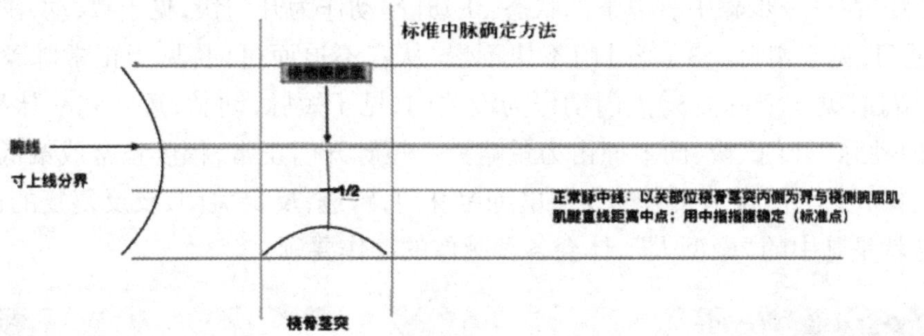

整体掌握寸上,寸,关,尺,尺下“脉”,确定桡侧腕屈肌筋腱与桡骨茎突内缘之间“脉道”的宽度。用手指探出中线,中指指尖从关位向尺位尺下沿脉道,边点击边逆行而上,用一定的力度确定各部位脉动范围的中线,寸部,寸上用食指指尖确定(只要确定桡动脉血流的中轴线最高点即可)。共确定寸上,寸,关,尺,尺下五个部位,然后将寸关尺脉动的“最强点”,画一连线,即为“滚动线”。

2.3　平脉与脉动原理

2.3.1　“平脉”原理

“平脉”是阴平阳秘的脉象。仲景得其真传曰:平脉辨证。其实“平脉”只是理想中的脉象,是古代先哲法天地之“道”推演出来的理想脉象。患者的脉与“平脉”这个参照物一对比,就明白了被诊者是何种病脉,何种病症。定脉中线就是为了与“平脉”脉道中线对比。“平脉”只能在双手关位处判断,掌握“平脉”是学习脉法的第一步。

晋朝王叔和在《脉经》中针对学脉之艰难说“在心易了,指下难明”,尤其临症的兼脉让绝大多数医生望而生怯。关键在于医者缺少对“凭脉”的训练和认识。这是习练脉诊的门槛,任何人想练成脉诊高手都要先进这个“门”。

2.3.2　脉动原理

长桑君脉法之“脉理真言”是言脉需知脉有三宝。其一,言“动”者(脉动图),天地交媾,气精相薄,化赤为血,是为“天命”,不“动”则亡命。其二,言“形”者(脉象图),寒热之别称,清浊之异象,刚柔之使然。其三,言“势”者(脉势图),五臓之生克,六腑之出入,阴阳之平秘,三焦之虚实均为之守”势”。“势”不在则天地反,失“势”则失本,失本则守之“天命”。脉动图是入门硬功夫,相当于脉学的敲门砖,脉形图和脉势图是它的两翼。

平脉三宝之一的脉动图,假设将脉动时血流通过的过程看成一个“微型人”,这个人从房外进来有三个步骤:“开门”“跨进门”“关门”。脉动高点为开门时间,特点较短,由高点降回到静止为关门时间，特点较长。

“微型人”在三个步骤中有以下的状态：1）开门动作为开门快，见于数，动，洪脉。2）跨进门时跳过门，见于滑脉。3）跨过门不快不慢，从容不迫而过门，见于正常脉象。4）爬过门，黏稠性增强，见于滞脉。5）关门动作为没关门，见于短脉，动脉；短脉和动脉都没有“关门”动作，但动脉“开门”快，向上撞击力量略大。短脉开门正常，幅度正常或偏低。6）关门动作为关门慢，见于长脉。大家都在家里练习开门，跨进，反身关门，反反复复的进出体验，想象你自己就是脉中的“微型人”，体会各种脉像的动作要领。

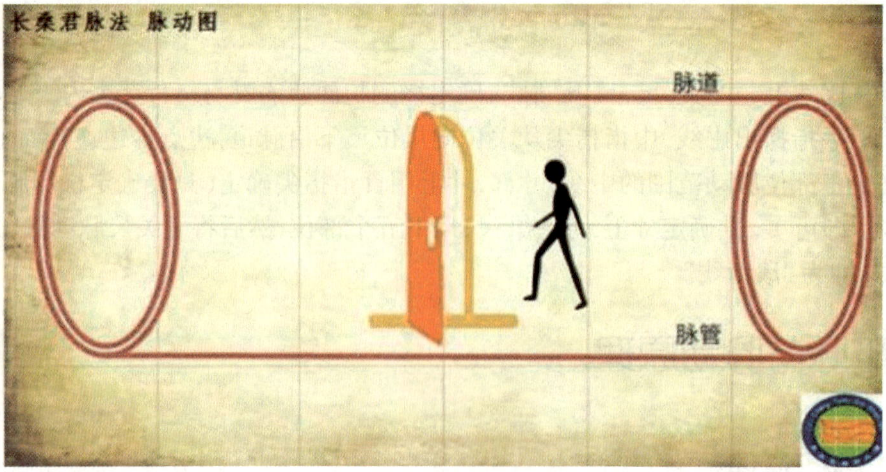

掌握脉动图必须用中指在关部反复体会，不要在寸、尺部练，可以找心率在 60 次的偏瘦的人练习。给患者把脉时，要想象有位来自天地间的“微型人”就在你的手下活灵活现，或上窜下跳，或从容淡定，或慌张失措，或漫不经心，或有头无尾，或拖泥带水。每诊必守顺序：1）定位。2）定中线。3）“微型人”三个动作是否标准。

大家也以反手在自己的关脉上用中指体验脉图中“微型人”“开”“过”“关”三个标准动作。把脉定位后注意体会“门”的开、过、关三要素，体会脉诊中最标准的“平脉”和病脉的区别，包括体会“微型人”爬和跳的速度感，看看自己是不是都有短脉。人的“脉动”从一开始就会随着年龄的增加向“短脉”的方向发展。或者说“短脉”如同树的年轮，代表生命的衰老。“短责心肺，长责肝肾”。老年人肾脉“长”主“寿”，并不是说老人家的“肾气足”，而是说他的肝肾虽然不好，但心肺“尚可”。心主胃气，胃气还在（胃口好），故可长寿。

长桑君脉决“脉中行”。气在脉中指下明，是短是长气在行，一刚一柔血行时，气多气少是动静。三阳之极心脉浮，一阳初始肾似井。肝阳初壮动在下，治节行令脉四应。阳气一退肺浮小，胃气来时脉中行。

人无平脉的原因。脉有位、数、形、势，脉道有瘀结弯曲，其要在于：“天不足西北，地不满东南”，故人无完人。位可反应表里，数可反应寒热，形可反应阴阳，势可反应虚实。人体五脏六腑阴阳往来，相生相克，此起彼伏无有始终。生命由旦气开始逐渐混杂浊气，使衰老成为必然，所以常人均为病脉，这叫“无常似有常”。天有五行，地有五贼，五贼即是五味，食之者昌，食之者亡。人生存需要能量，需要天天进食，同时也带来五脏的衰败。故："天有水火，风雨多变。地有五贼，人无平脉"。

2.4　长桑君脉法基本理论

2.4.1　脉滚动

"千年黄河易改道，百岁太渊左右滚"，这就是脉法源头。正常寸口脉为直行，但随着年龄增长或者疾病导致脉本身在脉道上出现弯曲改 变，称之为脉滚动。六腑通天气，六阳经为六腑之别使（六腑余气）。六腑之寒热如天地之水火或云或雨，或雾或暑，或烈日炎炎，或冰天雪地。经腑一体，隐而合一。腑受病则脏难安，六脉为之滚动。即为"腑之动摇，六经随迁。"此病理变化反应在寸口脉，会出现位置的水平或上下移位，这种变化叫脉滚动。此变化不是几天内形成的，需要几年，几十年的过程，所以也代表了疾病的长短和轻重。

《素问·离合真邪论篇》："黄帝问曰，经言气之盛衰，左右倾移……此皆荣卫之倾移，虚实之所生，非邪气从外入于经也。余愿闻邪气之在经也，其病人何如？取之奈何？岐伯对曰：夫圣人之起度数，必应于天地；故天有宿度，地有经水，人有经脉夫邪之入于脉也，寒则血凝泣，暑则气淖泽，虚邪因而入客，亦如经水之得风也，经之动脉，其至也，亦时陇起，其行于脉中，循循然。

凡是"滚动脉"，都是十二经脉和八大脉为病，都是久病。切脉之要在于臟，后天之本在于沉。土德为仁，仁则厚，范围天地而不遗，故六脉沉取均有阳气。天有五行，地有五味，五味即是五毒，食之者昌食之者亡。故"生为死之根"。脾气也是"中气"为后天之本，脾气虚则中气下陷，脾虚则筋脉失养，失养则筋脉软而散。肝主血，主津，主筋，主经脉（左右寸口皆主），肝气不足则筋脉弛缓，筋弛则难直，脉缓则无力，故经脉不能守中道而穿行，此为"脉滚动"之实，肝虚为标，脾虚为本。此为《伤寒论》之"肝虚实脾"。

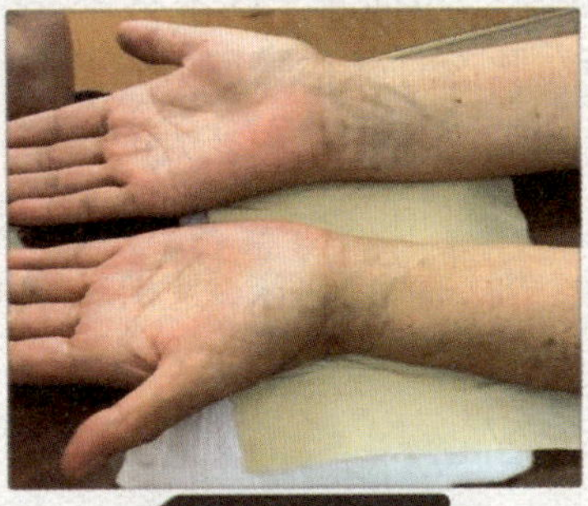
男 50岁"筋弛"

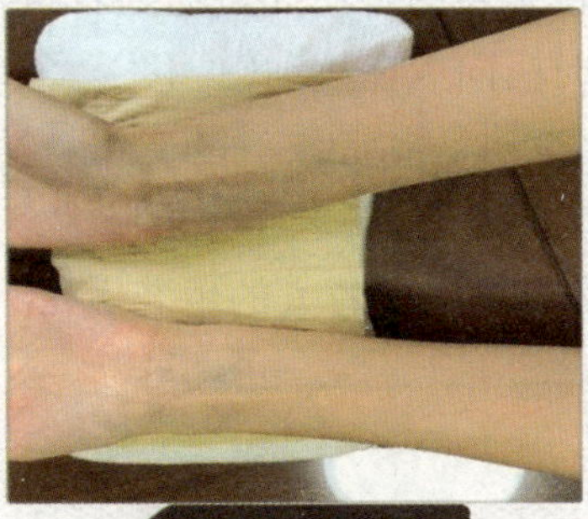
女 36岁"筋急"

经脉中含有气、精、津、液，其中除了"精气"不能出入血脉进入腠理，其它的气、津、液均可出入经脉，故血脉中：气多气少，津多津少，液多液少，与脉道周围的腠理构成阴阳平衡的动态关系，这是脉道滚动的原因之一。

脉滚动为六腑寒热的改变。每一次滚动都是一个新的阴阳平衡状态，只是生命发生器质性改变。“平移求腑，潜腾在脏”。长桑君脉法的寸口的经脉，表取为腑，中为脏阴，沉为脏阳。脉平移为六阳经气化，经与脉分离。脉在脉道平面上向内或者向外移动（平移）为六腑寒热的改变，内侧是尺侧，外侧是桡侧，向内侧平移是该阳经有寒，向外侧平移是有热。

阳经（无形）气多血少在脉表，在外；阴经（有形）血多气少在脉里，在脉下。如果脉外移（阳经热盛则胀），里面（靠近桡腕屈肌筋腱）裸露出来脉道增大（河滩），是阳经为病（见到阳经），主气盛（热盛）。例如：左关外移为足少阳胆经热化，左尺外移为足太阳膀胱经热化，女为宫热，男为子痰。如果脉内移（血寒则收），则外边（靠边桡骨小头）裸露出的脉道增大，也是阳经为病，主气少（寒盛）。六腑阳经以通为顺。少阳为首，阳明次之，最后调太阳。怪病责之少阳。正邪之争就是半表半里之争。往来寒热，更年期潮热均如此。

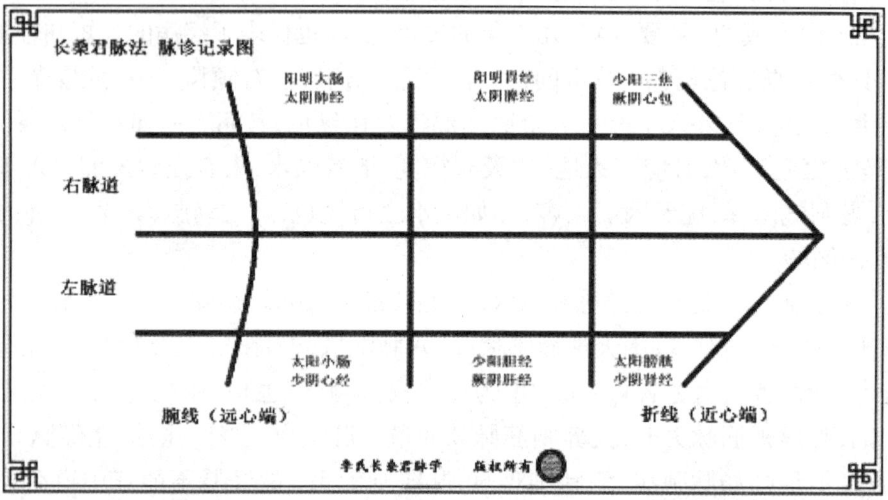

今天的脉和昨天的脉在平面上是感觉不到变化的。但今年和去年的脉就不一样了。这个滚动是缓慢发生的。比如黄河随着每年的河流冲刷，弯曲就会越来越多，说明“河”除了向前流淌同时横向也在滚动（位移）。滚动是指现在脉诊时脉在脉道中的位置，明年可能又到了新位置，滚动是南北（左右）变化。学习“脉滚动”，先找小孩和老人的脉滚动进行对比，小孩子的脉大多是直线，老年人的脉大多滚动弯曲。“脉”和“脉道”是脉法中两个不同的概念。“脉”是变动的，随着人的生老病死不停地变化，“脉道”是河床，是相对静止的。

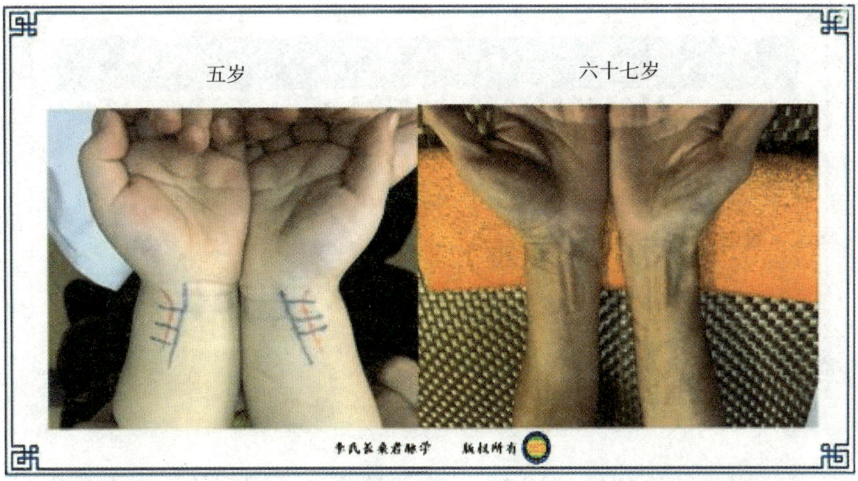

两个一老一少的双手脉对比图正是我们要理解的脉诊核心原理，也是长桑君站在黄河岸边感悟滚滚江水，再低头看看自己老迈双手上的脉道心中顿时明朗，原来自然之理也是脉理，是黄河——母亲河的启示。

2.4.2　动脉

长桑君脉法中的动脉是本门十大撒手锏之一，内涵深刻。动脉叫阴阳相搏，上热下寒，腑热脏寒。是人体正在发生内战的战场，意思重大。其指感：指下有上抬撞击感，甚则博指感，开门快，没关门。动脉关键要体会是搏指感，敲鼓感。脉搏在搏动时会产生一个垂直向上的扩张力，“动脉”就是这个“力”变大了，达到“撞击”的程度，医生的手指甚至会有被“撞飞感”。动是上下感觉，可以兼其他脉像：动数，动缓，动结，动促，动代。

动脉的分级：动在表取为“略动”，动在中取为“明显动”。动脉里的“明显动”（洪），叫“弹指脉”，表中位均可遇到，甚则肉眼可看到皮肤的波动，称为“视动”。“略动”见于许多无症状的“正常人”。对略动的手感叫：短中求动。先看是否短，再看是否搏指。“动脉”的关键是要找到“略动，动，明显动”，能够分三级才成功，从其搏指的力度而言，“搏”就是“动”，“弹”就是“明显动”。

动脉的手感训练，可先找高血压患者体会“明显动”时，表中沉的搏指感与“不关门”的特征。临床判断动脉的三要素：1 短。2 撞指。3 表中沉。临床高血压病有许多类型，其中合并动脉硬化的“动脉”最明显。有动脉不全是高血压，但高血压患者基本都是动脉，部分动脉，会感觉到明显不同于其他脉位渗透出来的热感。

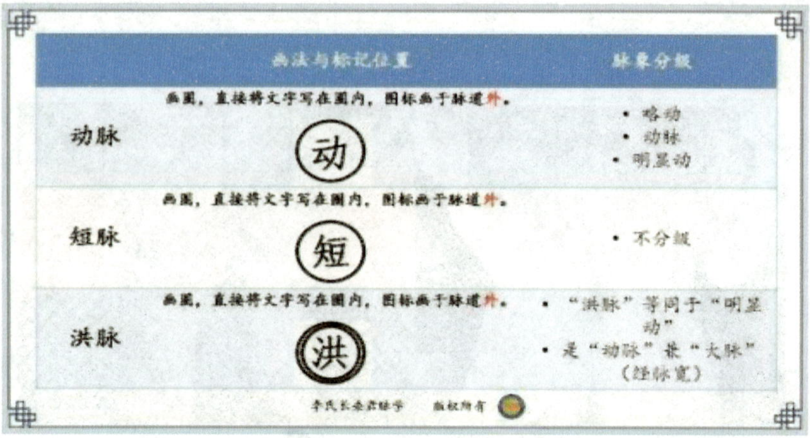

一动知百病。当你脉诊到“动脉”时，一定要清醒地认识到体内正在进行一场“看不见的战争”，敌人已经占据上风。凡是“动脉”，其阴阳五行机理均为腑热而阳亢上，甚则化燥化火；脏寒而阴盛于下，甚则血泣寒凝。“动”则上下，阴阳相搏，阳气未衰，但已经处于下风。长桑君“动脉”脉决：

五脏六腑化寒热，血为沙场气为兵，阴阳相搏，上热下寒，腑热脏寒。

六部脉位的“动脉”临床意义：左寸动脉“小肠热心包寒”；左关动脉“胆热肝寒”；左尺动脉“膀胱热肾寒（心包寒）”；右寸脉动“大肠热肺寒”；右关脉动“胃燥脾湿”；右尺脉动“三焦热肾寒（心包寒）”。其中双关部的动脉尤为重要，右关“动脉”责于：上下相搏，胃燥脾湿，泄泻腰冷，宫热黄带，肺热泻络；左关“动脉”责于：胆热肝寒，肝阳上亢，又见经脉血泣寒凝。长桑君“双关动脉”脉决：双关动时阳亢上，脾见浊虚脑髓空，胆热肝寒腿先冷，上实下虚脑中风。

例如高血压的诊断：“略动”脉普通人最常见，这时血压正常，只是“腑热脏略寒”。

二个以上脉位出现“动脉”或者“明显动”，才可能为高血压患者。双关动才是高血压患者的特征脉。双关动基本上都有高血压，患者腰腿寒痛怕冷比较重，“肝血寒”时上实下虚双下肢会更“寒”。

“明显动”常见于高血压，糖尿病，吸毒者。如左关“明显动”者，多见于高血压二期兼早期动脉硬化。当升主动脉功能减弱，上楼或活动时必有心慌，阳极而阴，阴盛动脉则变短弱。

“面赤者”多见于高血压控制不好或者服用地平类钙离子拮抗药，长期服药的患者依然有“动脉”。

一定要主动给病人测试血压，不要问病人“有没有”，因为早期高血压病人自己也不清楚。动脉并不是完全与高血压相符，也见于服雌激素的病人。另外合并心衰或者糖尿病，吸毒者都会出现。

动脉与洪脉

二十八脉的“洪脉”就是长桑君脉法的“动脉”兼“大脉”（经脉宽），见于高血压不服降压药的病人，所以“洪脉”更是心肺阳气不足。虽然“满面红光”但本质已经为“表实里虚，上实下虚，腑热脏寒”之危势。肝藏穴，血泣则“肝寒”，肝胆表里相应，相反相成，肝若“寒”则胆必“热”，胆热肝寒为“上下搏动”，脉见动而搏指，动极则“洪”。所以高血压病左关“明显动”为“胆热肝寒腿先冷，上实下虚脑中风”。

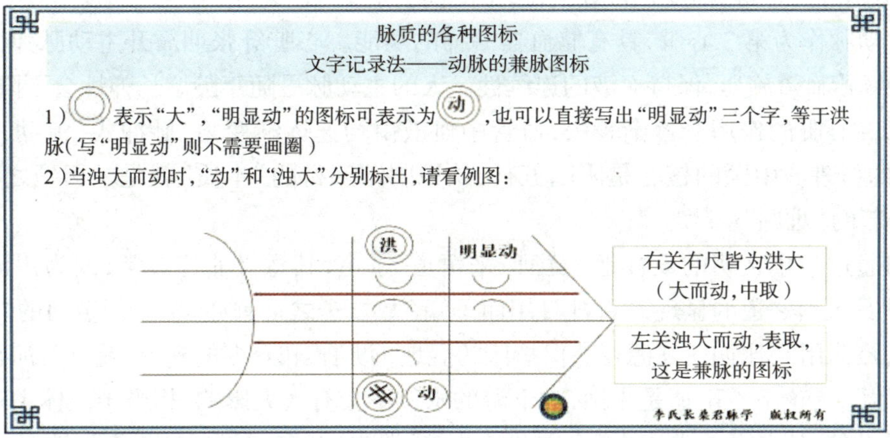

滚动脉与动脉

滚动脉与动脉，代表着慢性病与刻下病，经（脉滚动）与腑（动脉）的寒热改变。滚动脉为慢性疾病造成，是十二经的改变，代表了身体的演变历程，正常脉道有十二经八脉，但见不到（经，脉，道浑然一体）。每一次滚动都是一个新的阴阳平衡状态，代表人体发生了器质性改变。而动脉则是“刻下”病。这时体内正在发生“阴阳搏杀”，脏腑相搏，见到“动脉”就是病机。

例如右寸外移是脉滚动，久病，平移求腑，可判断为大肠经热，而不是大肠热，（经络为六腑之余气）。右寸动是刻下病，是正在发生的疾病，大肠热肺寒。所以右寸脉道外移，和右寸动要区分开。再比如，左寸内移只是“小肠经”寒化，左关外移是“胆经热化”，左尺内移为“膀胱经寒化”。一定要分清经与腑的不同点。

十二经的改变代表了过去身体的演变历程，而动脉则是“刻下”病更是病机，治疗方面可先治刻下，兼顾六经，长桑君脉决：“天道实则地道虚，六腑变则速，五脏变则迟，六腑寒热先夺病机。”长桑君脉法的“动脉”这一理论，称之为中医“动脉”治疗学也不为过。

2.4.3　短脉

掌握“短脉”的重要意义在于它是“动脉”的基本要素。有“短脉”不一定有“动脉”，但有“动脉”就一定有“短脉”。长桑君“短脉”脉决：阴阳相搏谓之“动”，阴阻阳时谓之“短、”动脉是阴阳正在打仗，敌人已经占了上风，短脉是敌方已胜利，正气在低三下四的残喘，因此“动脉”是阳气未衰，“短脉”则是阳气已衰。

根据脉动图，短脉的特点为开门正常，幅度正常或者偏低，没关门。无论表、中、沉取，短脉都可能存在。短脉和动脉都没有“关门”动作，但力度不一样。动脉“开门”快并有撞指感,向上撞击力量略大(撞开门又没关门),有降支缺失感,又有“弹开”手指的感觉,有个上抬的“力”,有搏击感;短脉开门正常,幅度正常或偏低(没关门),有降支缺失感,上升到顶点时“不弹”手指。脉动图中,平脉是开门,过门,关门均从容不迫;动脉是开门快,幅度高,不关门;短脉是开门正常,幅度正常或偏低,不关门。

升主动脉作为第二心脏,具有储血器一样的功能。心脏舒张期靠升主动脉弹性产生的收缩力持续给血流施压,保持血液的连续性。人的主动脉弓随年龄增长弹性会下降,升主动脉做为第二心脏的作用会逐渐丧失,血管中血液由均速逐渐变为“脉冲式”流动,这是“短脉”产生的机理。中医的核心是阴阳五行,认识阴阳五行的“本质”就是求天地之“道”,这是个五千年的“难题”。

我们通过中华文明的发祥地“黄河”来悟道、了道,其意义非比寻常,因为川流不息的“黄河”就是天地之道的显现,“百姓日用而不知,故君子之道鲜亦”。千年黄河的“道”就是“显诸仁,藏诸用”,比如三江源自然保护区的湿地,湖泊,和众多的支流,就是黄河长年流量的“缓冲器”,无论下大雨还是小雨,对下游的水位不会有太大影响,相当于人体主动脉弓的“储血器”功能,使黄河的水流不会变成“脉冲式”那样“时多、时少、时断流”,缺乏“绿肺”黄河的流水就会变成“短脉”。

三部脉如果出现了短脉,一定是都“短”, 只是在六脉位表现的强弱不同。短脉的分级:短脉分为轻中重三个等级, 轻的叫“ 略短”。“中”的叫“短脉”。“重”的叫“明显短”。长桑君脉诀:短为气虚,长为(气)滞,滑为气热燥伤营。短为气虚,短则寿短。“短脉”是生命的“年轮”,代表了心肺阳气推动血液的力量在逐年下降,短是生命在缩短,生命力已处于弱势。

短脉

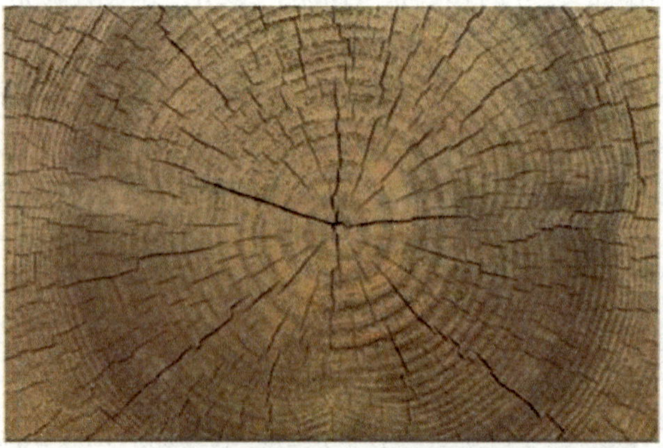

摸到短脉要认识到生命的衰老过程和疾病的严重程度。人的一生由半阴半阳逐渐向全阴方向发展。这个阴是浊阴,中医讲就是体内的顽痰和毒结。人是半阴半阳,衰老是阴盛阳消，“短脉”就是生命在缩短。长桑君的脉诀：“短责心肺，长（紧）责肝肾”。学会了短脉，就能知道“谁”是脑缺氧，脑缺血和心主动脉硬化，甚至心衰等，是临床非常实用的技术。临床见到70岁以上老人明显短脉时多数为：心功能不全、脑供血不足、老衰加重。如果40岁也有明显短脉，可能是器质性疾病。从病机的演变过程，应该是平脉，动脉，短脉，见骨脉，他们体现阳气的递减过程，由动变短，人体阳气发生转折与质变。

2.4.4　紧脉与微脉

长桑君脉法的核心理论为“气精化生”，肝阳包括肝气和津，肝阴包括精和液，肝血包括气精津液。肝主经脉（经脉为“精包气”，寒包热），肝气不足则阴胜阳，寒胜热，寒性收引，脉变紧弦。精不足则气盛，经脉阳气失阴精制约则脉变散大而软（沉取无彊），故脉的“紧”和“软”的根源实为“气”和“精”互胜互不胜的必然结果。长桑君脉决：“脉紧寒胜，脉软失精，失精则湿温内生。”这是紧脉的形成机理。

《灵枢》：诸寒收引，体内的寒气困于脏则脏寒。脏寒则血泣脉凝，表现在寸口脉上为紧脉（脉体），重者紧弦如张弓。寒之极则阴气凝而“坚冰至”，阴阳不交通，阴变为邪实。寸口脉可见附骨之细条纹，非沉而搓骨不可得。紧脉的指感特点：指下如按绳索。弦脉指下如按琴弦。紧脉和弦脉在脉形上可感知有轻重不同的阻力，区别只是脉幅（宽窄）的不同，紧脉脉幅宽于弦脉。弦脉最窄如拉紧的头发丝，紧脉相当于正在拔河比赛的“麻绳”。

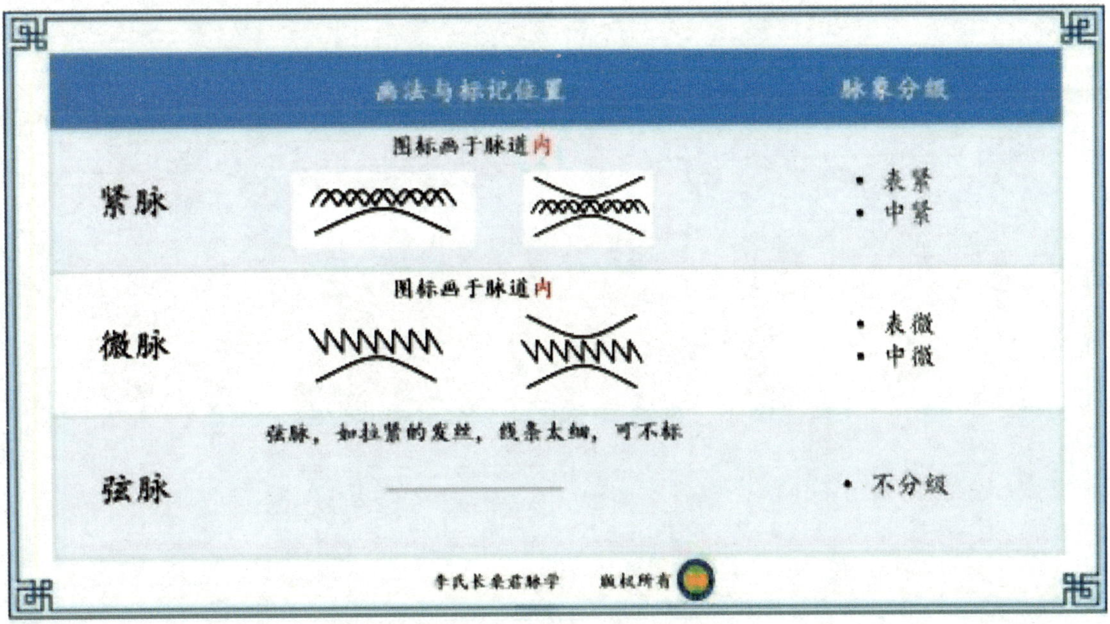

紧弦长短的脉形紧弦有脉宽的不同，长脉没有脉宽，只是它“长”过一个脉位宽度，“长则气治”，这是说心肺阳气尚能调平全身阴阳，故一般看作正常脉象。长脉一定要“兼”才是病脉，如长而滑，长而紧。同理，“短脉”“动脉”也没有脉宽。短脉缺少动脉的力量，比如健身运动后，休息时就是短脉，但第二天一般能恢复，如果第三天还“短”，就是阳虚。

诸寒收引，体内的寒气困于脏则脏寒，寒凝痹痛。紧脉有表紧和中紧。表紧脉临床意义为：肺主络脉，络脉行于表，络脉为气包精，热包寒，肺寒则表寒，卫寒，仲景六经不讲肺寒，麻黄症实则肺寒也。中紧脉临床意义为：脏寒，里寒，主痛痹。血液遇寒凝结成块为血泣，泣则血脉不通。脏寒则血泣脉凝，表现在寸口脉上为紧脉（脉体），重者紧弦如张弓。（详见《灵枢痈疽篇》）。中取为脏形。大家需记住“双关紧时脑窍空”，脉如沉紧要则他有血压升高可能，这是要当场测血压的人。长桑君脉法紧脉相关脉决：双关紧时脑窍空。短为气虚，紧为寒凝。弦为脏腑闭，长为气滞。脉紧寒盛，脉软失精，失精则湿温内生。

第三章　长桑君脉法与中华传统文化

3.1　对古籍脉法的解读

3.1.1 《史记·扁鹊仓公列传》之浊脉

诊籍就是现代的病案，仓公淳于意是历史上第一个留下完整病案的古圣，而且是司马迁用严谨治学理念记录的史料，虽然在《史记·扁鹊仓公列传》中只有 25 个脉诊病案，但每个病案都很精彩，可以管窥失传二千多年《扁鹊派脉法上下篇》一部分内容。比如，“浊脉”非常重要，但后世的二十八脉给遗失了，说明中医要传承数千年确是一件难事，原因是古代竹简书籍易燃易腐烂变质。从《史记·扁鹊仓公列传》中可以看到淳于意的“浊脉”脉法，一个是“酒精性肝硬化”病案，另一个是齐王二儿子家小公主患“气鬲”。

《扁鹊仓公列传》记载：“齐侍御史成自言病头痛，臣意诊其脉，得肝气。肝气浊而静，此内关之病也。脉法曰“脉长而弦，不得代四时者，其病主在於肝。和即经主病也，代则络脉有过”。经主病和者，其病得之筋髓里。其代绝而脉贲者，病得之酒且内。

此外，该病案还道出少阳脉法出关上五分为死侯，非常难得。“切其脉时，少阳初代。代者经病，病去过人，人则去。络脉主病，当其时，少阳初关一分，故中热而脓未发也，及五分，则至少阳之界，及八日，则呕脓死，故上二分而脓发，至界而臃肿，尽泄而死。热上则熏阳明，烂流络，流络动则脉结发，脉结发则烂解，故络交。热气已上行，至头而动，故头痛。”

《史记·扁鹊仓公列传》中对一位大富大贵人家小公子的诊籍很值得研究，就是齐王二儿子家的小公子患“气鬲”。《扁鹊仓公列传》中记载：“齐王中子诸婴儿小子病，召臣意诊切其脉，告曰：“气鬲病。病使人烦懑，食不下，时呕沫。病得之心忧，数忔食饮。”臣意即为之作下气汤以饮之，一日气下，二日能食，三日即病愈。所以知小子之病者，诊其脉，心气也，浊躁而经也，此络阳病也。脉法曰“脉来数疾去难而不一者，病主在心”。周身热，脉盛者，为重阳。重阳者，逿心主。故烦懑食不下则络脉有过，络脉有过则 血上出，血上出者死。此悲心所生也，病得之忧 也。”

病案中小公子呕逆食不下，脉诊见“心气 病”，有“浊躁”，这个“浊”有两种情况：一个是曾经有过高热不退，热邪灼烧心包，病愈后

会留下暗伤，即现代的病毒性心肌炎之类后遗症，另一种情况就是大富之家生的男孩子骄生惯养，天天吃肉蛋之饮食，已经有血中瘀积（高血脂）。

这两个精彩病案都出现了“浊脉”。浊脉本为扁鹊法，后世不传！

3.1.2 《史记·扁鹊仓公列传》之“番阳”

《伤寒论》开篇中提到的“脉象分阴阳”。阳脉大、浮、数、动、滑，这些与阳热有关，阴脉沉、涩、弱、弦、微，这些与阴寒有关。长桑君脉法将紧脉、浊脉定为阴脉。《伤寒论》说：“凡阴病见阳脉者生，阳病见阴脉者死。”其中要点：我们将关前定为阳，关后定为阴。也就是寸脉为阳，尺脉为阴。举例说明：双寸见到紧，或者是浊脉时候，这时候就叫“阳位见阴”。

关于“阳位见阴”，古代有一个名词叫“番阳”，也就是“反阳”的意思。最早这个名词见于《史记·扁鹊仓公列传》。其中提到了淳于意给一个叫作项处的公子治病。项处因为喜爱蹋球，所以患病之后仍然蹋球。淳于意诊脉后发现他有“牡疝”这个病，“牡疝”也就是在鬲下，上连肺，病在中焦。当时仓公嘱其“慎毋为劳力事，为劳力事则必呕血死”。结果这个叫项处的仍然出去蹋球，最后因为厥寒、汗出多，呕血。仓公又诊脉之后发现他“当旦日日夕死”，也就是第二天晚上死，切其脉，得“番阳”和“番阳入虚里”。

关于“虚里”，古时是指我们左前胸心脏跳动的地方。“番阳入虚里”是指发现心跳动比较明显，另外就是，表面充斥了大量的络脉，也就是现在的静脉曲张，胸痹。分析当时的病情，这个叫项处的应该是饮酒过多，导致的肝硬化晚期，有胃底静脉曲张这样的情况，所以死于喝酒。

附《扁鹊仓公列传》记载：安陵阪里公乘项处病，臣意诊脉，曰：“牡疝。”牡疝在鬲下，上连肺。病得之内。臣意谓之：“慎毋为劳力事，为劳力事则必呕血死。”处后蹴踘，要蹶寒，汗出多，即呕血。臣意复诊之，曰：“当旦日日夕死。”即死。病得之内。所以知项处病者，切其脉得番阳。番阳入虚里，处旦日死。一番一络者，牡疝也。

3.1.3 《伤寒论》之“动惕”

《伤寒论》第160条：“伤寒吐下后，发汗，虚烦，脉甚微，八九日心下痞鞕，胁下痛，气上冲咽喉，眩冒，经脉动惕者，久而成痿。”

何为“动惕”？此为长桑君脉法中的“视动脉”，可以看见的脉动叫“经脉动惕”。“视动脉”的本质为：阴精亏损，化生失源，阴阳失本，道离纲纪。为金不生水，肾精亏损失其上源，“阴在内为之守，阳在外为之使”。阴不足则阳气浮越，阳急欲脱则显动于上，见之则心生怵惕。

伤寒论辨脉法：“脉蔼蔼如车盖者，名曰阳结也；脉累累如循长竿者，名曰阴结也；脉瞥瞥如羹上肥者，阳气微也。脉萦萦如蜘蛛丝者，阳气衰也。脉绵绵如泻漆之绝者亡其血也”。

3.1.4 《内经》之四季脉

肾脉营石之意。《素问·平人气象论篇》：“冬胃微石曰平，石多胃少曰肾病，但石无胃曰死，石而有钩曰夏病，钩甚曰今病。脏真下于肾，肾藏骨髓之气也。”

《素问·玉机真藏论篇》:“帝曰:善。冬脉如营,何如而营?岐伯曰:冬脉者,肾也。北方水也,万物之所以含藏也。故其气来沉以搏,故曰营,反此者病。帝曰:何如而反?岐伯曰:其气来如弹石者,此谓太过,病在外;其去如数者,此谓不及,病在中。”

李树森老师解读:脾主意,肾主志,意志动摇心神不宁。意之体为营,至之体为精,五脏各有所藏。心藏脉,脾藏营,肝藏血,肺藏气,肾藏精。故五行所胜所不胜洞烛机先。

脉生营而胜气,营生气而胜精,气生精而胜血,精生血而胜脉,血生脉而胜营。营者垒土为用,百姓垒土居有二洞。夏居前洞,唯冬居里洞,叫作“守冬”。故冬则营夏则出,此为“冬脉营”。

四季中唯冬季肾气旺,此为“肾脉石”。“石”者以其质则“重”,以其性则入水即沉,以其形则“圆融”,以其为器则“不惧”。心之脉为经脉,脾之营为毛脉和络脉,毛络之脉藏肾精,此为营胜则精能敛降,冬天皮肤毛脉络脉收缩,精气内收变“实”,实者石也。秋冬季节太阴使皮肤腠理营气内敛,毛脉络脉里的精气被“收敛”后少阴肾需要更多的命火来鼓动津液往来维持气血平衡,反应在尺脉就是上举的力量比夏季强,甚至有弹“石”感。如果肾气不足则出现数脉,这些变化都是太阴脾能够应季而收敛的结果。

所以营和石为“因果”关系。肺主络,脾藏营,肾藏精,刺络失精。

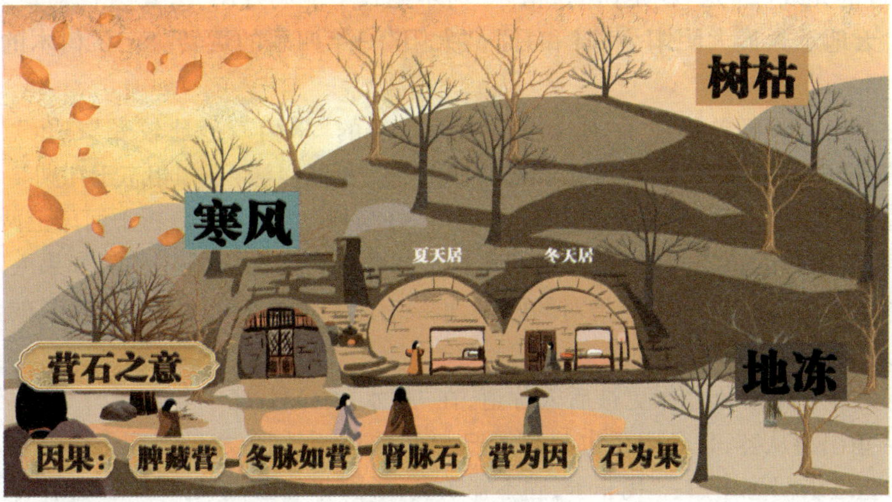

(李树森老师手稿)

3.2　对格物的解读

3.2.1　论格

辨疑是提高理论的途径之一,并不是谁比谁高。孔子教弟子三千,更多的哲理是在学生提问基础上才有了流传后世的论语、大学和中庸。如争论二千多年的“格物致知”本意是什么？朱熹和王阳明从不同角度给以发挥，但孔子《大学》中提出的格物，致知，诚意，正心，修身，齐家，治国，平天下八条目仍旧让我们存疑，为什么“格物”第一位重要？

参天大树虽枝叶繁茂，横行细枝必赖于粗干上行，杂乱枝节需统于地下龙根，土肥更需雨露滋润，叶绿也要生于阳坡，天地不仁，万物为之反复，乾坤无意，达智在于道损。损下益下，虚空无物，格物致无，求道在悟，恪守纲纪，一叶之秋，物返归真，格物道明。

子在川上曰：逝者如斯夫！不舍昼夜。如果能将“逝”理解为“远去”，那样只是得到孔子的一个道理，如果理解为“誓”就得到两个道 理，如果理解为“自强不息”就得到三个道理，如果理解为“光阴”就得到四个道理，如果……最后看到了“逝”背后永恒的“道”，并找到了“不舍昼夜”的“天地本源”，就得到了大智慧。这种对圣人之言语进行“格物”的方式，也是一种觉悟的途径。

格也是“各”，象形字与“十字路口”有关。当站在路口寻找方向时，古人第一个动作是观太阳位置确定东西南北，这时太阳就是“格”，夜晚可以用北斗星确定方向。确定方向非常重要，沙漠中的人用指南针寻找方向，飞机和导弹用电子陀螺仪指挥目标和目的地，没有准确的确定方位技术就没有现代化，就没有军事强国。“木”和“各”加到一起，就是表示树枝中“透过的光线”，“光”就是树的“格”。树木生长不能离开阳光，要“格”树最大的“格”是阳光。天地示人最大阴阳为“日和月”，“太阳”一年四季的运转决定了树木的“生长化收藏”。

历史上格物大师首推庄子，庄子就喜欢满世界的“格物”，他比较爱“格鱼”，在《大宗师》篇中这样描述：“泉涸，鱼相与处于陆，相呴以湿，相濡以沫，不如相忘于江湖。与其誉尧而非桀也，不如两忘而化其道”，这里庄子是用“好与坏”当“格”，分析干河床上两条“嘴对嘴”互相帮助呼吸的鱼，与其幻想再回到水里不如顺其自然而归“道”中。如果人们都说尧伟大而痛骂桀也一样，天下没有绝对的好人，也没有绝对的坏人，放弃“好与坏”的分别心才能回归“道”。

庄子另外一篇格鱼之作更被后人称道，在“秋水”中记载庄子与惠子游于濠梁之上，庄子说：“儵鱼出游从容，是鱼之乐也。”惠子曰：“子非鱼，安知鱼之乐?”庄子曰：“子非我，安知我不知鱼之乐?”惠子曰：“我非子，固不知子矣；子固非鱼也，子之不知鱼之乐全矣！”庄子曰：“请循其本。子曰‘汝安知鱼乐’云者，既已知吾知之而问我，我知之濠上也”，这是他突破人和鱼的界限，用自己的“心”去“格”鱼的“心”，进而发现“我心快乐鱼即快乐”，而惠子就不懂如何“格鱼”。庄子最神奇的一次“格物致知”是在路旁捡到一个骷髅，并把它当作枕头美美地在树下睡了一觉，用“梦境”当“格”，最后格出一句名言：至乐无乐，至誉无誉，这段情节见于《至乐篇》。

学习长桑君脉法之后即使掌握了各种技巧仍然还是学者而已，只有通过求道悟道与圣贤为伍这一关才能真正地成为觉悟者，这是我们的终极使命。简单说可以把“灵光乍现”叫作“神明自得”，“自得”就是遇到问题不需要“思考”大脑已经有了“灵感”，当头脑中时时有

"灵光闪现"时就是觉悟者,所以任何想提高自己"心性"的学员现在唯一的方法就是打好基础,不要想一蹴而就。

比如《内经》中:"肝为罢极之本,木曰曲直,金曰从革,土爰稼穑",圣人用心之深感天恸地,二千多年过去了,后来者能真正懂得其中哲理的人没有几位。再比如《内经》中:"春日浮,如鱼之游在波;夏日在肤,泛泛乎万物有馀;秋日下肤,蛰虫将去;冬日在骨,蛰虫周密,君子居室。故曰:知内者按而纪之,知外者终而始之。此六者,持脉之大法。"对于这些"物和象"就要亲自到大自然中体验和感悟才能认清其中的哲理。

大家面前有两条路可走,一条路比较实用,争取三个月至半年按照计划和进度学会长桑君脉法并运用与临床,早日成名成家。另外一条路属于"形而上"范畴,就是跟随我的思路,不断被各种提问"烧脑",困惑于对大自然"格物"和反思内难伤寒中的"悬疑",这些方法相当于佛学的"棒喝""偈语",每每会触动大家的"灵魂"和"良"心。如是必须践行我们的理念:与圣贤同呼吸,走圣贤路,做圣贤事,同气相求,同声相应,同心之言,其嗅如兰。当你们被圣贤所言感动并流泪时,祝贺你已经开始觉醒了。

3.2.2　煮粥论道

大家煮粥可用水和火与米当"格"。米对于水火来说是"外来物",是种"被动接受"的关系,一锅粥煮好了就是"金曰从革",粥来自火、水、米,但又不同于三者,那么粥在无形层次上如何称呼呢?粥属于五行何行?

3.2.3　格竹

看似简单的竹子,但万物在同一天地间生长化收藏,就生命本质来说阴阳五行运化是同一件事的不同角度而已。搞懂竹子,搞懂大树,搞懂黄河,搞懂山川背后的哲理才能打开道德经、内经、难经,伤寒杂病论的大门,这就是让大家格竹的第一层意义。

第二层含义是提高对形而上学的认识。无形决定有形。竹叶表面的气孔虽然看不见,但"有之以为利,无之以为用",这个"孔裂"虽小它是天地六合的"延伸",是五运六气影响竹子生老病死的"节点","其小无内"但决定了竹筒中"津液"的气化出入。就津液流行来说"太阳"主外"阳明"主内,就寒与热内外"调合"来说"阳明"主外,"太阴"主内;就气血荣卫来说太阴主外,少阴主内。

第三层格竹的意义是通过苦思冥想争取棒喝自己的头脑,使之能离开凡尘的困惑,让神明亲听自己的心声,让魂魄抱朴守一进入内省反思,用冰和火洗礼心智,使之变得觉醒。追求天地之道就要与圣贤同行,进入第三层是学道德经、内经,学长桑君脉法的最高境界。

第四章　教学相长

4.1　李树森老师授课要义集锦

4.1.1　关于妇科病

今天三八妇女节，给大家增加一节课，重点讲解一下女性脉症特点及治疗。妇科病为女性百病根源，学会一个脉症就可以举一反三。

为什么有的女性更年期反应重，有的反应轻？

这是因为年轻时就有"脉蔼蔼"或者"脉累累"，并没有根治。

这里有一句关键词：调理腠理的"津液"。

关于"胞、腠理、津液"，我们要思考以下六个问题：

(1)为什么"胞"出现"阳不入阴"要调合营卫？

(2)"胞"(生殖器)不属于狭义"三焦"中的下焦，正确吗？

(3)腠理有"津液"吗？

(4)"津液"如何变成"血"？

(5)"津液"流行有方向吗？

(6)黄芪和什么中药相配伍可以调理"津液"的"流速"？

女性是人类的载体，我们都来自母亲的怀抱，想想母亲的汗水，辛勤的付出，把我们培养成人，我们的思想、语言，甚至口音和语调都来自于母亲。

陈淑玲秘书长是郑州人，她每天说得最多的口头语——"中"就非常好听。为什么在历史上众多的伟人出自中原？关键就是孩子生下来后母亲天天和儿女说"中，中，中"，培养出一批批懂得"中和"、"中庸"的后代。中国人的母亲最理解"中"的含义，所以中医也起源于黄河流域。

4.1.2　对《内经》的觉悟

我的教学工作非常杂，既有五个公益授课群，又有弟子六班，其中，重中之重是正在上课中的高级伤寒班。

要真正学透"伤寒六经"必须有内经基础，这个基础并不是把它倒背如流，而是对内经的觉悟程度。比如：

"气血再化生的开端在哪里，如何化生"

"皮毛如何生肾"

“津液如何流行”

“六经的本质”

“六气六经的五行关系”

“暑气为什么不在五运六气中”

“六气的本质”

“胃和膀胱，大小肠、胆，三焦与六阳经的关系”

“经络与水”

“治痿为何独取阳明”

“经络的本质及五行关系”

“八大脉是阴阳流行还是阴阳对待”

“神气在哪里生成”

“肾的后天之精藏在哪里”

“人的阴阳化生有多少层次”

总之，内经有太多的悬疑需要讲解，用什么方法上课呢？只有通过“格物致知”才能启发大家重新找回中医的天地之道。

最近的一堂课就是带领大家回到远古，与熊为伍，了解到它有“两个极端”习性，进而才悟懂“肝为罴极之本”的哲理，认清睡眠对肝的重要性（睡眠时髓海会化生出“元气”，即“肝阳”，这就叫“肾生骨髓，骨髓生肝”）。

4.1.3　腠 理

今天病人中有三个哈萨克斯坦人，看病要经过翻译，诊断难度大。三位女士均为肥胖合并高血压并均有心脏问题，其中两人长期靠补充雌激素以维持月经，一人有抑郁症，一人二恶英污染，一人长期失眠。严格按照寸关尺定位，判断脉中线，发现三个人都有任脉外移，两人有多发子宫肌瘤，一人左卵巢肿瘤已经切除。最后三人均要求中药治疗，给她们按三个月疗程开了丸剂。

女病人普遍有“胞”的问题，不会脉诊很艰抓住病机。哺乳动物的近亲是有袋类动物，澳洲袋鼠的“胞”长在肚皮外，跳跃前行时很容易把胎儿抛出体外，七千万年前有一只袋鼠的“胞”突变后长到肚皮里面，这只“鼠”就成为哺乳动物的“祖先”。“胞”是从动物外面“寄存”到身体里面的器官，雌性哺乳动物的“胞”均会“脱垂”到体外就是证明。

如果说女性的乳房是身体的“外挂”，那么“胞”就是身体的“内挂”，它们的“根”都在“腠理”。腠理有五层“结构”，大家都研究“腠理”吧。

4.1.4　谈煮粥中的易理——天纲地纪

“泽雷随”五行属木。“雷泽归妹”和“泽雷随”六爻都是三阴三阳。“泽雷随”内互“风山渐”，“风山渐”内互为“火水未济”。风为天纲，山为地纪。有巽则水火往来，有山则风雨兴焉。

人要渐渐成长，心肾相交"未济"变"既济"日日往复，其中哲理深刻。"雷泽归妹"五行属金，内互"既济"，没有"天纲地纪"故为"无气"。爻动为"泽雷随"，不动为"雷泽归妹"。人的血脉周流不能停止，停下就是"归妹"。

4.1.5 谷神不死，是为玄牝

《内经》·痈疽篇一定要逐字逐句分析，甚至要画出图示。二千多年前我们的祖先在没有电子显微镜的情况下，就发现皮毛下的腠理分肉有"溪谷化生"（津液合调变化而赤为血），这个发现非常伟大，每次读诵这一段都有一种热泪盈眶的感觉。这个"谷"也联想到老子的一句名言：谷神不死，是为玄牝。

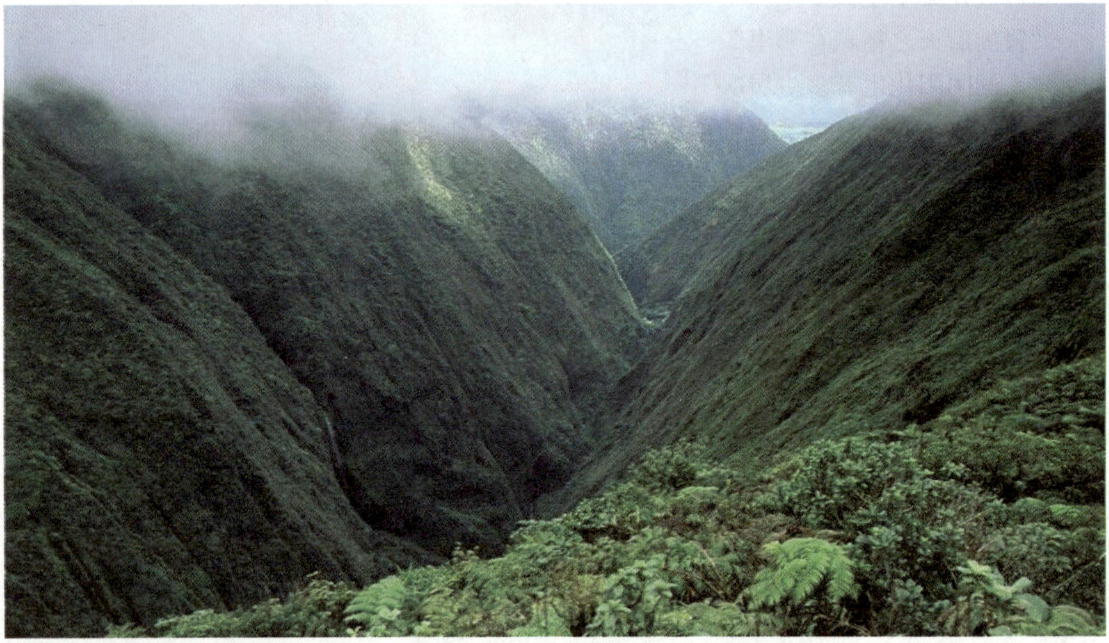

4.1.6 溪谷

《内经》言：北方黑色，入通于肾，开窍于二阴，藏精于肾，故病在谿。

"谿"即"溪谷"，为全身腠理小分肉的"缝隙"，此为"金生水"之地，冬气藏之。肾主生殖，肾气不足"溪谷"先寒。"大谷十二分，小谷三百五十四名………卫气之所留止，邪气之所客也……"。"溪谷"属骨。广义上"溪谷"就是皮肤下面的"肌肉缝隙"。触摸一下自己的肌肉缝隙看看是否"清楚"？

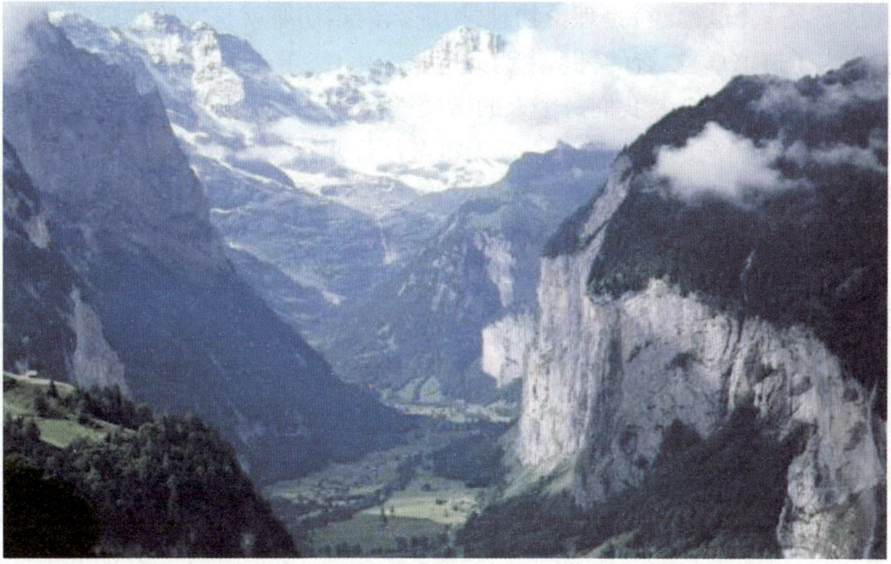

4.1.7 胞

胞、乳房、睾直接关系到人类的繁衍，就生命来说，生育后代是最大“利益”。

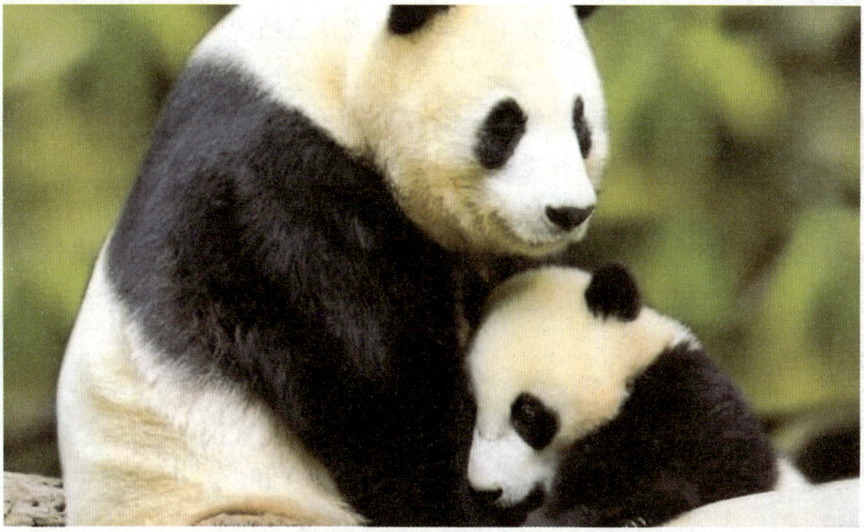

4.1.8 利与用

道德经说：有之以为利，无之以为用。

人体是三间室的房子，墙壁就是“有”，房间的“空间”就是“无”。现在就要思考：人最大的“利益”是什么？最大的“用”是什么？或者说把人体划分为“利”和“用”两部分。这样才能认清狭义三焦和皮囊腠理在“道”层面的关系。

如果说《易经》、《道德经》是理论物理学，那么内难伤寒就是实验物理学。理论上的研究更伤脑筋，为了追求卓越，有的科学家为此追求一生，终于成为全世界的伟人，后人一定会记住他们，因为他们是社会及我们每个人的楷模——爱因斯坦发现了相对论，图灵发明了电脑，霍金发现了宇宙黑洞的霍金辐射。今天霍金已经永远离开了他喜爱的“理论物理学”，让我们记住他的名言：我们一生被教导很多常识，但常识往往只是偏见的代名词。学习内经一定要有自己的思考，因为内经是留给觉悟者的礼物。

4.1.9 腠理的“腠”

腠理的“腠”相当于皮筋筋骨在“演奏”，它的琴弦有十二根，以应十二月六气；韵有五，以应天之五行，黄钟大吕，洞箫牡笛。《灵枢·九针论》：“九而九之，九九八十一，以起黄钟数也。”

4.1.10 谁控制并影响着“溪谷”

“格”如果是“树”，就有两部分，大家看见的是横七竖八的树枝，但看不见的是什么呢？看见的就是“有”，看不见的就是“无”，二千年没有人认清这个道理。王阳明看这个“无”，悟了十五年，才创立了“心学”。

如同煮粥只看见锅里的粥而忘了锅里还有个“空间”，只看见“溪谷”而忘了皮毛还有“隙缝”。如果用一块创可贴贴在皮肤上三天会出现什么情况？为什么会这样？就要动脑思考。

眼睛是有局限性的，对于微小的细菌来说，人的毛孔和皮纹就相当于人看到高山峡谷一样，所以不要轻信自己的视觉。溪谷里的空间可以与大自然比美。

当你针足三里时，拇指找到“两边”，中间有个“缝隙”，其实你已经分开了“两个山峰”，下面就“峡谷”，你甚至可以听到潺潺的溪水声，因为那里是人体最大的“溪谷”。一定要多问问自己，谁在控制影响着“溪谷”，是你的五脏六腑、气血津液，还是天地？

4.1.11 治与节

如果“治与节”是“目的”，想想肺如何“主之”？就功能来说肺有“宣”、“降”、“吐纳”、“收敛”、“安魄”、“金生水”等，用什么方法才能达到“治”和“节”？这样思考，就是理论联系实际。

一棵大树，树根的“须”是水的源头（须生在土里），一年要经历春夏秋冬，水要经过树木中各种“关节”，升到“树梢和树叶”，最大的“节点”是什么呢？果实累累回到土里。

研究任何事物均需先确定内部的层次、层面及层面之间的转换（现代物理学的表面膜理论）。比如五脏和六腑层次，血脉层次，三焦腠理层次，魂魄层次，还有阴阳层次，四象层次，五行层次六合层次。

举例：“心阳不足”、“肝血虚”、“肺寒”、“炅”、“痰证”都是什么层次？“津液”属于什么层次？定位很重要，因为“干燥综合征”越来越多见了。谈“治”和“节”也要从各个层次上分析，找到人体最大的“治”在哪里，才能找出正确答案。

4.1.12 从与革

回顾大家发言可以看出，对五行“金”属性中“从”的含义理解上不够确切。“从”是被动，是“从属”，是“反应”。我前天已经说了，肺虽然“主”呼吸，但肺本身并不会“自主运动”，是“筋”拉动胸廓的肋骨或者“膈肌”在运动。故肺主“治节”的“治”不是“动词”，不是“主动”去“治理”“调节”。

肺包括鼻、皮毛、溪谷、生肾和与生殖有关的“并精出入”等，所有“五行”的属性都具有“被动”和“从属”特征，这样分析问题才是真正理解并运用了“五行”。严格按照阴阳五行“冲气以为和”及各各层次推论万事万物，找到它们的“治”和“节”，是“格物致知”的具体方法之一。

大家一定要把“金”的五行属性“从”和“革”研究透彻，这样才能理解“治”和“节”。

4.1.13 蒲公英

蒲公英的花絮随风飘散，种子到处发芽，将根须扎到土地中吸取各种养份，生命力极强。如果土壤是“腠理”，根须如同经脉和络脉，那么这种关系叫“盗”，即“彼此”不知为“盗”。大自然也好，人体内部五脏六脏也罢，并不是为了“对方”才存在，只有形成“相辅相成”的平衡关系才能“共存共荣”。万物能保持和谐的状态，就是“五行学说”的本质。

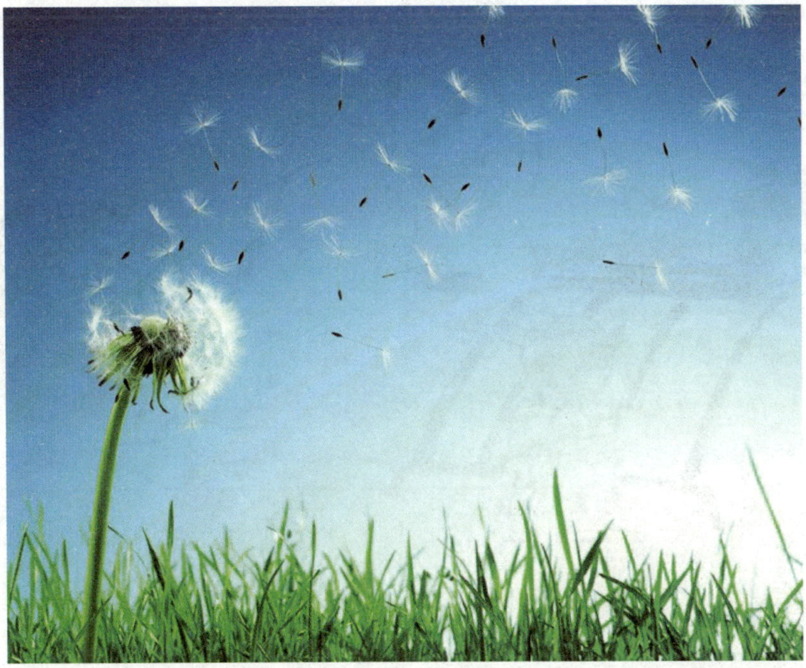

4.1.14 皮毛如何生肾

人类最大的利益是种族延续,落实到每个个体,就是你的一切进化都围绕一个主题:生育及抚育后代。皮毛的“毛”影响散热,就会影响“溪谷”化生。中焦出气如“露”,出的“谷气”要在皮毛下遇“冷”(太阳经)变成“露”,如果没有太阳经的“寒冷”,中焦的“谷气”不能进入溪谷化生,导致消耗的肾精失其上源,人类的生育就不会成为哺乳动物之最。当然,什么美感,防止虱子蚊子,增加跑动耐力,进化后对这些都有帮助,但不是根本所在。其实,一个光着身的非洲人不如穿上衣服好看。五千年前的丛林中,一对光身的男女很容易被猛兽发现变成又中餐,能够生存是第一位的需要,所以,为了美感而进化成“裸体”是不成立的。

4.1.15 “神”“魂”“魄”

想一想,远古圣贤经过一生追求,对天地觉悟后,面对普通人会出现“如何讲中医哲理和实用技法”两难的抉择,为什么呢?因为,讲哲理,要看听的人是否有很深的文化底蕴,讲技法,如果没有理论又不能让人信服,“三焦”就是这样的原理。

内经有个特点,就是面对一个理论时用的词越少,这个里面的哲理就越多。大家思考一下“两精相搏为之神,随神往来为之魂,并精出入为之魄”,其中“神”“魂”“魄”是什么含义?三者什么关系?三者中“谁”来自“祖先”?

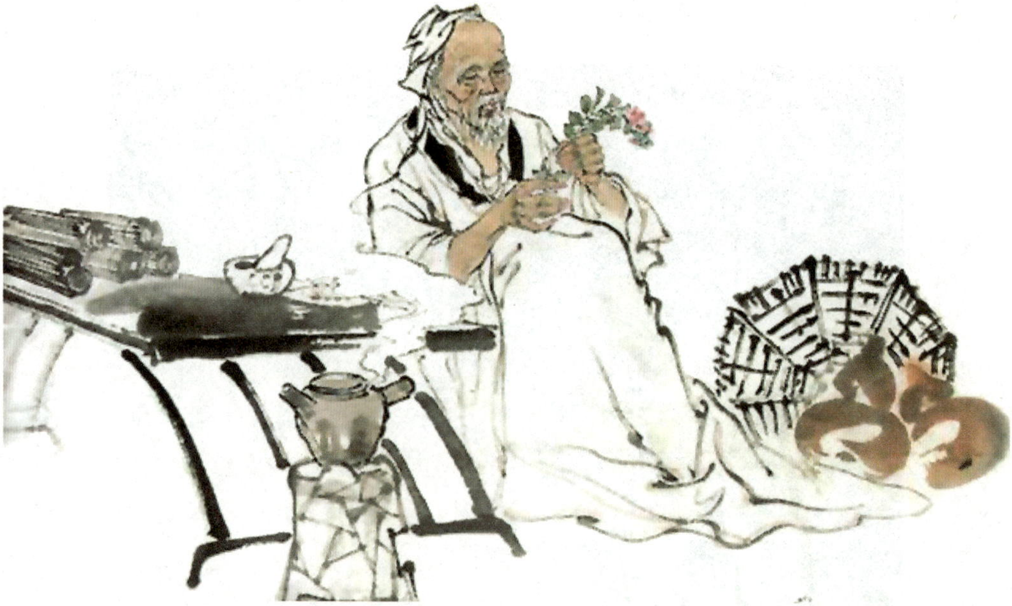

4.1.16 邪气盛则实

解释一个哲理:“邪气盛则实”

“五脏藏精而不泻”，特点是“五脏”都内通“血脉”，“精少”则阴虚，“营气”内陷“稽留”而化“热”，故五脏阴虚则热，此为“邪热”，即“邪气”盛则“实”。

4.2　学员感悟

4.2.1　成程感悟点滴——成程

老师让读《内经·痈疽篇》，看了似懂非懂。结合图片：空空荡荡的山谷，看　似无物，实则“有物浑成，先天地生”。物质不灭，故谓“不死”；所以谷神即“道”或“大”。当然“道”或“大”是不会死的，故谓“谷神不死”。

《道德经》说：有之以为利，无之以为用。人体是三间室的房子，墙壁就是“有”，房间的“空间”就是“无”。因为房间的“无”才成就了人类安居乐业。人与天地相应，故有上中下三焦，即老师所指“人体是三间室的房子”，人体五脏六腑、血脉、津液、筋骨、腠理、分肉为“有”，但这些“有”，都不能实现人最大利益：即生命的存在，生命的延续；只有“空”的三焦的存在才带给人体最大利益的可能，因为三焦的空，才有气（气机）运行的通道。“上焦出气，以温分肉，而养骨节，通腠理。中焦出气如露，上注豁谷，而渗孙脉，津液和调，变化而赤为血，血和则孙脉先满溢，乃注于络脉，皆盈，乃注于经脉。”都因于三焦的“空”为通道，实现人体最大的“用”——气机升降出入。

气机的升降出入外以如《灵枢·本脏》中说：“……温分肉，充皮肤，肥腠理，司开合者也”。腠理与三焦相通，三焦通行的元气和津液，外流入于腠理，以濡养肌肤，并保持人体内外气液的不断交流。《素问·阴阳应象大论》说：“清阳发腠理”。张仲景《金匮要略·脏腑经络先后病脉证》说：“腠者，是三焦通会元真之处，为血气所注。”其血气流注的节律、多少均通过十二经脉进行调节，而达到气血和谐，阴阳平衡。

看似空荡的山谷有溪，溪谷隐藏于山中，受天地控制，影响溪谷水流、气蒸，滋养山中生命的生长化收藏，人与天地相应，“溪谷”滋养而有生命的延续。人类感悟天地之气机由来，顺应天地之道，调节自身“溪谷”津液气血而防病、养身健体。

4.2.2　长桑君脉法学习方法浅谈——蔡卫东

两个月的学习时间，一晃飞逝。无论是群里的中医大咖，理论学者，还有我们这些中医的小白，都深深地感觉到了长桑君脉法的独到之处和高明的学习方法。（自我认为，如有不妥，实属巧合。）也许，这就是中医教学的本源吧。

格物致知，是挂在叉头的一句话，那怎么才能格物致知呢?

煮粥，是“格物”，通过煮粥探讨自然，阴阳，八卦，气血，津液等等，是“致知”。道法自然是我们认识中医的一个法宝。人来源于自然，“远取诸物，近取诸身”，让我们找到认识事物的本源，三江源头，地表腠理，溪谷津液等等。

腠理，经过李老师的讲解，奏也，从肉部。文字本来就是我们民族文化传承的根本，特别是繁体字的传承，我们大陆和港澳台地区还是有着差距。很庆幸在这几个地区，还保留着较完整的繁体字的应用，也许这就是今后我们民族。

文化复兴的星星之火。原先也知道这个道理，可真正到应用时，被李老师一言道破，才恍然大悟。看来，还是掌握的文化底蕴不足。就像我们临证（症/阵）时，看书背方子，用来却是手忙脚乱。

这两个月来的学习，我觉得格物致知是两个方面，道法自然和文字传承，体用之理。如果这个理念对的话，是不是我们就找到了学习长桑君脉法的钥匙呢？接受大家的炮轰，也希望在今后（得到）反馈。

用上面自己的想法，分析格物致知。

格物致知，现代解释为："考察事物，获得知识。"首先，我们考察每个字的含义：

（1）格，是一种生长在南方的树木，又名铁木。质地坚硬，花纹很漂亮。本质从木，又有架构的意思。如果这样分析：在古代，冶炼技术还不能普遍存在时，最好的金属是青铜器，对于大众来说，这个格——铁木，是不是可以作为金属使用呢？这样，一个名词，就有了动词的意义。架构就是这个含义的引申，去分割，建造。

（2）物，属于常用字。本意是指杂色牛，引申指毛色、杂色，这些意义只见于上古。因杂色含有众多的意思，故引申为万事万物。另一意说，物本意指万物，引申指具体的物品，还特指自己以外的人、事、物，多指众人。《荀子·正名》里说："物也者，大共名也。"《约注》："数犹事也，民以食为重，牛资农耕，事之大者，故引牛而耕，乃天地间万事万物根本。"杂色牛，小篆字，一边是个牛字，一边好像是人在宰牛。

（3）致，从至从夂。言部曰诣，候至也。送诣者，送而必至其处也。（东汉·许慎《说文》）

（4）知，是一个动词，会意。小篆字形，从又矢。像一个人站在那里，拿着一个又袋。段玉裁："识敏，故出于又者疾如矢也。"意思是：认识、知道的事物，可以脱又而出。本义：知道。通"智"。《论语》：知（知道）之为知（知道）之，不知（知道）为不知（知道），是知（通"智"）也。《大智度论》卷二中说："云何名三藐三佛陀？三藐名正，三名遍，佛名知，是名正遍知一切法。"《庄子·外物》："心彻为知。"（收集自网络）

综合上面，格通木性，物本为牛，是木曰曲直吗？格为金性，木为革性，金曰从革？那么这两个代表了事物的开始和生长，按照天地的道法，即运行的规律去发展吗？这些又通过谁的送达，开悟了我们的心智，能够达到明心见性的层面？

格物致知，我觉得就是我们天人相应，按照自然的法则和规律，像庖丁解牛似的，通过气，天地元气的传达，认知事物的内涵和本源，从而达到明心见性，掌握天地人三者交流和运行的规律。这个意思好像还没说明白。是不是应该是倒装句，"致知以格物"，我们要想认识分析事物的本源，就要到自然中去，看高山、河流、溪水、白云、黄河。就不就是长桑君采用的方法吗？可以意会了，但不知言传如何。

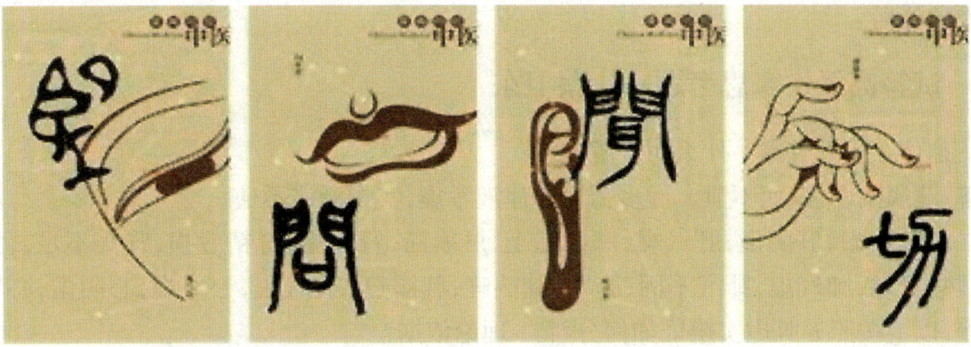

4.2.3　煮粥与和同——蔡卫东

春秋时齐国晏婴曰："和如羹焉"(《左转·昭公二十年》)以调羹做比喻，阐述"和与同异"的道理。李老师在朋友圈里说:万物能够保持和谐的状态就是" 五行学说"的本质。"夫和实生万物,同则不继。以他平他谓之和,故能丰长而物归之;若以同裨同,尽乃弃矣。故先王以土与金木水火杂,以成百物。"(《国语·郑语》)

"和"能够促进事物的生长,"同"则阻碍并停止事物的生长。和:就是不同性质的事物相结合而达到一种和谐的状态,其前提是承认事物间的差别和性质的多样与不同。同:不承认事物间的差别和多样性。这二者,正是当下中西医之间的理论性的差别。中医讲的是个体个性化地诊疗,西医讲的是大数据下的一体化治疗。

宇宙间存在着清浊、大小、短长、急徐、哀乐、刚柔、高下和出入,事物之间普遍存在着对立矛盾。但矛盾双方又存在相济相成的和谐性,两者相互联系依存,共同构成事物的统一体。其中两个方面和作用不是并列的、平等的,而是主从的,即"陪贰"(物生有两,有三,有五,有陪贰。故天有三辰,地有五行,体有左右,各有妃耦。王有公,诸侯有卿,皆有贰也。社稷无常奉,君臣无常往,自古以然。《左传·昭公三十二年》)"木金"为牡妃(夫妻)木为夫,金为妻;"水火"为牡妃,水为夫,火为妻。所以木金以合,水火以合。这种关系不是永恒不变的,而是"无常"。

回到我们的煮粥上,水与米是两种不同的物质,通过火的加热,金的约束,勺子的搅动(土)从而达到一个和的状态。阴阳五行,煮粥和焉。

煮粥,是让我们明白一个治则,中医的哲学层面的理论实质就是一个"和"字。学习腠理、三焦、经络等是治法。在掌握"和"的前提下,如何辨别出失衡的部位,用方剂(方剂也是一个和的集合体,古方由单方向复方发展,也对应了这一哲理。此和对应彼和,就像弹琴时,琴与身体形成一个共振,相应,和合为一,中病。)进行调治。而脉图,是将"治则"与"治法"联系的媒介。

下面的学习,关键是对"失衡"原理和"证状"的掌握。加油吧,同学们。我们学习,也是和的一个体现,李老师是"土",土曰稼穑,中和我们中医、中医爱好者、西转中、爱好养生的中医小白等等。个性不同的人,最终会达到一个共同的统一,那就是中医的繁荣,为人解忧的大爱的传播。

4.2.4 试答高级伤寒思考题——蔡卫东

一是什么叫五脏虚？什么叫五脏实？

答:藏属阴,常满而不泄。虚多指血和津液亏虚,实指淤滞不通。

二是肝血虚,肝阴虚,肝气虚,肝阳亢上,肝瘀滞,肾阴虚,肾精亏损,肾气不足,肾气不固,肾热,肾寒,肺气虚,肺气不固,肺寒,肺热哮,脾湿热, 脾气虚,心血虚,心阴虚,心气虚,心血瘀,以上按照五脏虚实辨证如何分辨？ 理论依据？

答:五脏虚:肝血虚,肝阴虚,心血虚,心阴虚; 五脏实:肝瘀滞,心血瘀。气为阳,多腑病。藏为阴,属于阴范围的才可以算藏病的虚实。

三是明显又苦胁痛,五脏何脏为虚?

答:又苦协(改为"胁")痛,病在少阳。乙癸同源,水不治火,肾藏虚。四是往来潮热时,肝和肾是实还是虚?

答:往来潮热属于阳明。水土不合,土不含水了,故肝肾为虚。

五是腠理的筋膜在什么情况下会诱发皮肤病?

答:腠理的筋膜为肝经主。木横金时,肺经虚时,金不克木会发生。比如春季容易发生风疹。

六是运用"泻南补北"法时,肝、肺二脏谁是"热症"谁是"寒症"?

答:泻南补北是清热滋阴。肺为热,肝为寒。

七是"泻南补北"的"泻南"是"泻小肠热"还是"泻心火"?

答:泻小肠(热)。

八是"泻南补北"的"补北"是"补膀胱"还是"补肾阳"?

答:补膀胱。

4.2.5 百日学脉——陈文

九旬谈妙,一理贯通万有。脉从量化,特显八纲辨证。步步为营,循循善诱,皮毛达于腠理,三焦关系脏腑,冲气为和,津液还原。于是煮粥以见阴阳,推勺而别八脉。炉火金鼎,寒热变化,聚凝化变,通乎营阴卫阳。精气粥米,散热冷凝,热源失度,积聚随来。皮腠表里,金木格琴。至此略知有无相生,三才层次。黄钟律吕,节奏通天。金木始终,魂魄往来。脉循律动,腾移皮腠,望知虚实,还辨寒热。

小知生理,张弛柔肝养性,调音金当从革,皮毛生肾,辛开津降,治节先后,少阳机枢。阴阳化生,五行得衡,天地灵源溪谷。分卫达荣,调和津液,始信谷神不死。肺液肝津,治神由知方寸,病状求之浮沉。问答交织,素问释疑,指点迷津,灵枢起用。虽日夜秉思,不若温故而知新,每乱花迷眼,终有柳暗花明。疑去信立,何期指下了了。夜深静思,以酬师教。

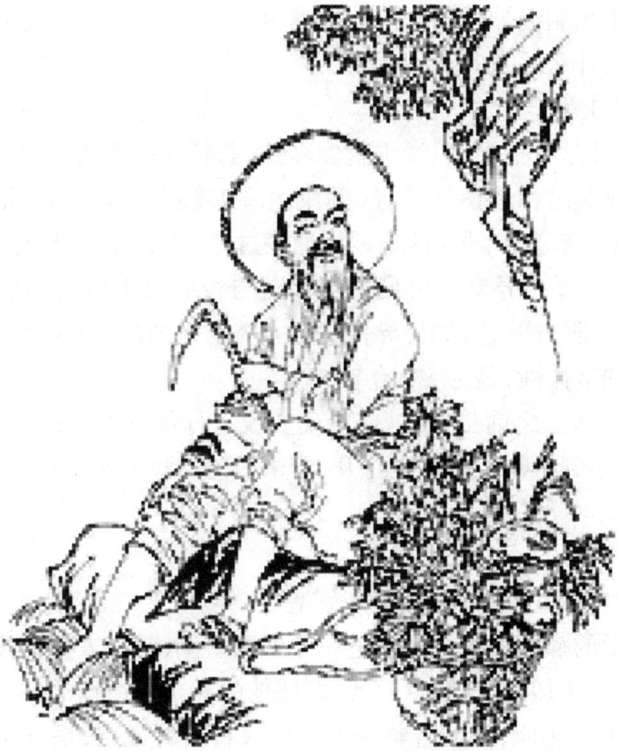

4.2.5　第二课作业——董爽

（1）琴如何“从”与“革”？

答：琴弦为阴，弹拨（甚至按压后抬举）之力为阳。阳往阴随，琴弦“从”弹拨的力度和快慢，出现震动而产生声响，由无声到有声，是为“革”。

（2）什么原因导致琴声音准出现刺耳和降调？

答：刺耳可能与琴板过厚、琴箱过小、琴板油漆过厚等有关，反之声音低沉。较粗琴弦似乎适宜低音，较细琴弦适合高音。

（3）人的音准与五脏中谁的关系最大？

答：发音不准，称构音障碍，是指由于神经病变，与言语有关的肌肉麻痹、收缩力减弱或运动不协调所致的言语障碍。人的音准与脾有关。

（4）人除了语音之外与琴声有关的是什么？

答：鼻腔共鸣。

（5）能听到琴声的外界因素是什么？

答：空气传导。

（6）手指和琴是五行什么关系？

答：相生关系，手指拨动琴弦。琴是土，弹琴的手指是火。

（7）人和琴声是五行什么关系？

答:相克关系,手指制约琴弦而发声。火克金。

琴和琴声是五行什么关系?

答:相生关系。土生金。

浮想联翩:人体就是一把琴,肌纤维就像琴弦,筋膜的张力改变肌肉的松紧度,影响周围的溪谷(共鸣腔),弹奏出和谐悦耳之音(健康生理)或刺耳的声音(机能亢奋状态)或过于低沉之音(机能低下状态)。琴板过厚、琴板油漆过厚,正如人过肥、湿气过重;琴板过薄,又如气血不足,都会带来琴声异常。可见琴声和谐与否取决于后天脾之功能强健与否,心火(阳)是其动力,琴声(阴)通过气的传导传达至人体上下内外,是为肺宣发肃降,琴声的节律调整人体各种机能的节律性,是为主"治节"。

感谢老师引导思考。之前虽常有疑惑,确实没有仔细思考。这些思考虽然是匆匆忙忙应付功课,还是令我感到格物之门正在打开,希望愚钝如我之辈也可向真理靠近一点点。

4.2.6 姜寒感悟——姜寒

我个人看法,是自然世界影响(甚至是创造)人体。

北京中医药大学的郝万山教授提到过一个外国事例,是有人将油漆涂满全身恶作剧,然而出乎人意料,此人很快却死了,窒息而死,即使他的鼻子是通畅的。所以,我认为是天地通过腠理、溪谷,完成天人相应,影响着整个人体!最直接的证据,是五运六气的使用,它不仅与空间,甚至与时间都时时刻刻的"相应则吉"着。而且中国有一句话,谓"人杰地灵",其实反过来可能更合适,地灵方能人杰!

如天人相应、中医、风水、黄道吉日、数术,这些中国人的对时空的敬畏与应用的智慧,俯拾即是。举个简单例子,如寒带人需要去对抗恶劣的环境,所以胡须多,体毛盛,鼻高。热带人鼻短,发稀而卷,且热带作物丰厚,故不需要太多能量去面对环境,故进化的偏向于繁殖能力这一点。

最为有趣的是中国,我们国家是唯一拥有全地貌的国家,山清水秀,暗含八卦之理,这才有了泱泱大国几千年的文化气度。

人身上的穴位,也是暗含着天文地理,"溪"、"谷"、"泉"、"渠"、"渊"、"海"、"泽"、"池",除了这些外,部分穴位更有人文的参与,如"都"、"敦"、"钟"、"门"等。

中国的先民,真的了不得。居然能有如此伟大的中医,流传下如黄帝、张仲景、长桑君、扁鹊这般神奇的人物。

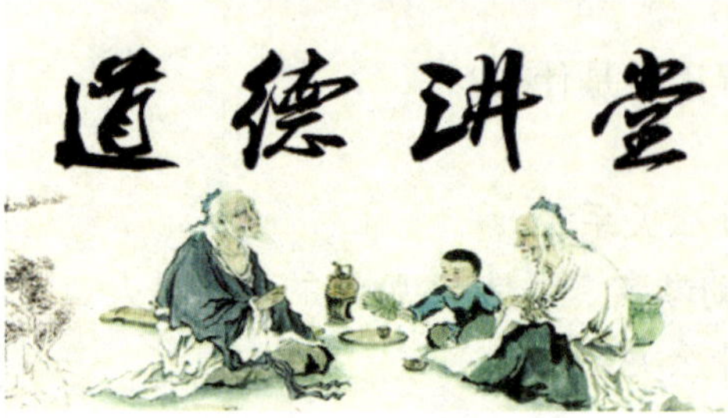

4.2.7　中医感悟——侯梦晓

（1）没有体毛给人带来的最大利益是什么？

答：肺主皮毛，体毛的生命维持有赖于肺的滋养，体毛的消退减少，给人带来的最大利益是减轻了肺的负担。金能生水，从而肾精会得到更好的支持。个人推测因此人的寿命会得以延长。

（2）人的皮肤有“保温”功能吗？

答：人的皮肤有保温功能。是肺的主气和水道通调功能的外在表达。卫气卫阳走于肌表皮肤，就是御寒之道。津液随卫气布散于周身皮肤，而为汗液，就是御暑之道。阴阳开合，气津调和，就可以在一定程度上达到保温的效果。

（3）皮毛与六经的“何经”有直接关系？

答：皮毛在一身周表。为人体与外界接触的最表层，是人的外衣。应与太阳经有直接关系。

（4）膀胱为津液之腑，属于狭义“三焦”的“下焦”还是属于“腠理”（许多动物没有汗腺，比如狗在夏天主要靠大量饮水，通过排尿来调节体温。）

答：一是内经说：“膀胱者，州都之官，津液藏焉，气化则能出矣。”又说：“水谷循下焦而渗入膀胱”。膀胱和三焦都是六腑之一，貌似为平级关系，不是从属关系。

二是内经说：“清阳出上窍，浊阴出下窍，清阳发腠理，浊阴走五脏，清阳实四肢，浊阴归六腑”、“清静则肉腠闭拒，虽有大风苛毒，弗之能害”——腠理充实着清阳之气，与外界邪气抗衡。再看，“天暑衣厚则腠理开，故汗出 天寒则腠理闭，气湿不行，水下溜于膀胱，则为溺与气”。和“水谷循下焦而渗入膀胱”一文对照看，腠理和膀胱都是津液出入上下的通道。

三是如此看来，似乎膀胱和腠理的关系更为密切，为腠理之从属。它们之间可直接交换气与津液。平时，腠理类似于五脏的外显，在气归精、精化气之间往复转化。腠理中行的是气与津液，其中部分津液归藏于膀胱，膀胱是腠理用来调节身体津液分布的一个腑。

（5）腠理层次不包括血脉（经脉、络脉）这个结论正确吗？为什么？

答：“腠者，三焦通会元真之处，为血气所注；理者，皮肤脏腑之文理。”，又言“经脉者，所以行血气而营阴阳，濡筋骨，利关节者也；卫气者，所以温分肉，充皮肤，肥腠理，司开阖也。”两相对照，腠理应不包括血脉，而是有赖于血脉运行过来的血气灌注以及卫气充盈而得以正常运作。

（6）解表药可以治疗心悸吗？为什么？

答：可以。解表药，治疗表证。表证，代表着机体卫外失司，邪气已从门户而入。心为君主之官，高居庙堂之中。正常情况下，表证之时，还是由最外围的守护边塞或城门的军队去抵御的。某些特殊情况下，祸起萧墙，病由内发，内部出了乱子，直接造反，君主直接和邪气短兵相接，就心悸了，比如水饮凌心之类的。这时候，强心护心自然要紧，但开门把敌人轰出去也很重要。解表药就是开门的意思，内乱之时，需要清理门户。所以，解表药可以在某些心悸证型中起到重要作用。

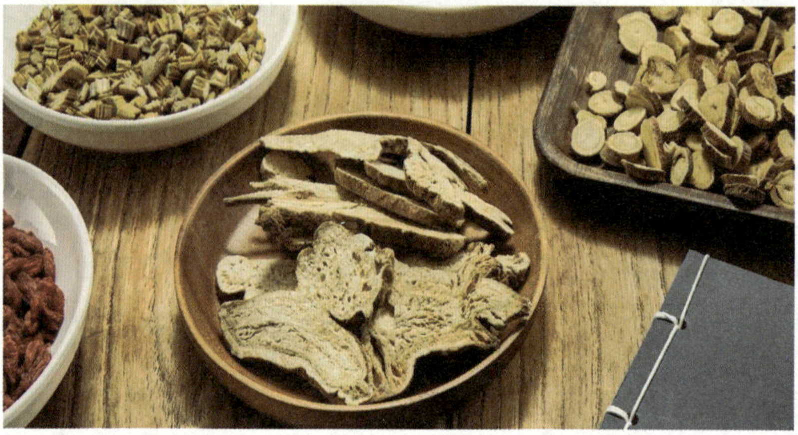

4.2.8 腠理与津液——何树槐

腠理是津液的储存、排泄、输布、调节器官，津液在气的推动下以三焦为通道运行全身，内而脏腑，外而腠理，以濡养、滋润肌肤腠理，通过表皮和汗液排泄废物，内外气的交流，以维持人体的阴阳平衡。《灵枢·决气》说："腠理发泄，汗出溱溱是谓津。……谷入气满，卓泽注于骨，骨属屈伸，泄则补益脑髓，皮肤润泽，是谓液。"《灵枢·五癃津液别篇》："津液各走其道，故三焦出气，以温分肉，冲皮肤，为其津，其流而不行者为液。"这些经文都说明了腠理中有津液，津液有温养、濡润、调节、代谢腠理的作用。

津液的生成与输布。

津液是人体水液的总称，来源于水谷之精微是构成人体的基本物质，也是维持人体生命活动的基本物质之一。其生成、输布与脾、肺、肾、三焦有密切的关系。津液经过脾运化输布，如《素问·经脉别论》说："饮入于胃，游溢精气，上输于脾，脾气散精，上归于肺，通调水道，下输膀胱，水精四布，五经并行"。津液由肺的宣发肃降而输布，肺接受脾传送来的津液，一方面通过肺的宣发作用和肺朝百脉，将津液输送到腠理，一方面通过肺的肃降作用，下输内脏。津液经肾的蒸腾作用而输布，《素问·逆调论》："肾者水脏，主津液。"说明肾中元气对津液的输布和代谢起重要的作用。

腠理是津液转化的"节"点。

津液转变为血是在腠理进行的，津液对腠理有濡养、濡润、温养、代谢、调控的作用，营血和津液在腠理可以互相转换，有转换就有转换的交接点，这个交接点，就是一个"节"。《灵枢·痈疽》："中焦如雾，上注溪谷，而渗孙络，津液　和调，变化而赤为血。血和则孙络先满溢，乃注于络脉，皆盈，乃注于经脉，阴阳已张，因息乃行。行有经纪，周有道理，与天合同，不得休止。"所以津液转变为血是在腠理进行的。如果津液或营血发生异常，可以通过切脉诊治，"切而调之，从虚去实，写则不足，疾则气减，留则先后，从实去虚，补则有余，血气已调，形气乃持。"溪谷即是肌肉之间会合处或缝隙处或纹理处，《素问·气穴论》："肉之大会为谷，肉之小会为溪，肉分之间，溪谷之会，以行营卫，以会大气。”肉分之间，溪谷之会，是营卫会聚之处，也是津液与营卫交接之 处，这个交界处即是“节”。“节”也是腧穴的别称，《素问·五脏生成篇》解释谓：“人有大谷十二分，小溪三百五十四名，少十二俞。”再如《灵枢·九针十二原》：“节之交，三百六十五会……所以言节者，神气之所游行出入也。”津液与营血的转换是在卫气的作用下完成的。

卫气在肺的宣发作用下运行于腠理，以温分肉、司开阖、调腠理。津液在卫气的作用下行呼吸发代谢，排出废气吸收清气，然后入于脉中谓血。《灵枢·痈疽》：“上焦出气，以养分肉而养筋骨，通腠理。”然而卫气根于肾。

卫气根源于肾的根据。

(1)卫气由肾中的元气激化肾精而成，《灵枢·营卫生会》：“营出于中焦，卫。出于下焦。”

(2)卫气的运行出入于肾

腠理是元气通会之处，是营卫之气输布之处，气属于阳，津液属于阴，阳动阴随，相互依存，所以津液也输布于腠理。津液来源于水谷之精微，对腠理有濡养、濡润、代谢等作用，津液的作用需要在卫气的调控下才能发挥正常的功能。卫气的运行源于肾气。卫气的运行在白天，人寤行于阳，夜间人寐，则行于阴，行于阳是行于体表手足三阳经；行于阴是行于内脏。

《灵枢·卫气行》专篇论述了卫气的昼夜运行路线：“是故平旦阴尽，阳气出于目，目张则气上行于头，循项下足太阳……其始入于阴，常从足少阴注于肾，肾注于心，心注于肺，肺注于肝，肝注于脾，脾复注于肾为周。”卫气昼行于阳分，始于足太阳经之睛明穴而出于目，以周于六腑而及于肾经，是为一周；夜则行于阴分，始于足少阴经以贯五脏，其行以相克为序，从肾、心、肺、肝、脾相传为一周，而复注于肾，阴尽阳出，又复合于目。昼行于阳二十五周，夜行于阴二十五周，昼夜共行五十周。所以卫气运行始于肾，因为肾主元气隶属于下焦，故曰卫气出于下焦。

总之，津液源于水谷之精微，由肺上输于肺，在肺的作用下输布于内脏和体表的腠理。津液和血液在卫气的作用下可相互转化，转化的部位在溪谷在腠理，这个转化的点就是“节”，也是针灸中的穴位。而卫气根源于肾，充实于脾，由肺宣发到体表的腠理。在人体一旦发生病理变化，必然反应到“节”，反应到脉象的变化，临床上可根据虚实调理“节”。治疗“节”的变化可调理卫气、肺气、肾气、津液、血液的虚实和输布，所以常说“肺主治节”。

4.2.9 三焦和皮囊腠理——胡蔚秋

(1)何为腠理

《黄帝内经》言及“腠理”者约有 71 处，其中又有毛腠、皮腠、肤腠、肌腠、肉腠、分腠，肉理、粗理、密理、细理、小理、分理的不同[1]

唐代王冰注：“腠，为津液渗泄之所；理，谓文理逢会之中。”“腠理，皆谓皮空及纹理也。”《素问·阴阳应象大论》说：“清阳发腠理”。

张仲景《金匮要略·脏腑经络先后病脉证》说："腠者，是三焦通会元真之 处，为血气所注；理者，是皮肤脏腑之文理也。"是直言脏腑亦有腠理。

如《素问·骨空论篇第六十》言："扁骨有渗理腠（凑），无髓孔，易髓无空。"是说扁骨有腠理。

综上，"腠"包含了皮肤以及肌肉之间的间隙纹理，"理"是指人体皮肤、肌肉等内外组织的纹理和层次。腠理是广泛存在于人体各个组织的间隙和纹理。

腠理有五层结构：按部位分的五层结构：毛、皮、肌肉、脏腑（含奇恒之腑），骨。

腠理的作用：

作用1：气的运行通道。《素问·阴阳应象大论篇第五》："清阳发腠理，浊阴走五脏。"即是指清阳之气从腠理发泄。"腠者，是三焦通会元真之处，为血气所注。"这里的气不仅是元气，也包括营气、卫气、宗气。比如《素问·痹论》："卫者，水谷之悍气也，其气慓疾滑利，不能入于脉也，故循皮肤之中，分肉之间，熏于肓膜，散于胸膛。"指卫气运行于脉管外的分肉间隙，这就是运行于腠理。

作用2：津液输布与代谢的道路

《灵枢·五癃津液别第三十六》言："天暑衣厚则腠理开，故汗出，寒留于分肉 之间，聚沫则为痛。天寒则腠理闭，气湿不行，水下留于膀胱，则为溺与气。"

（2）何为三焦

三焦这个词出现在各处，意思有别，文献中见过的分类有不同的提法，有分为有形无形三焦，有分为狭义广义三焦等，名称虽不同，但主要不外是六腑之三焦和部位之三焦（上、中、下焦）

一是六腑之三焦

作为六腑之一的三焦，是有形的，有厚、薄、直、结差异的形态特征，是一个居腹腔内的实质性的器官。

作为六腑之三焦具有重要的"官职"。《素问·灵兰秘典论》："三焦者，决渎之官，水道出焉。"即为疏通流行沟渠水路，使水道畅通，运行水液。

依据是：

《素问·金匮真言论》：胆胃大肠小肠膀胱三焦六腑皆为阳。

《素问·五脏别论》："夫胃、大肠、小肠、三焦、膀胱……故泻而不藏。"

《素问·六节藏象论》："胃、大肠、小肠、三焦、膀胱，名曰器。能化糟粕， 转味而入出者也。"

既然三焦属于六腑之一，那么就必须符合"腑"的归属特点。因此，从形态上讲，六腑之三焦应该和胃、肠一样是中空的，符合"器"的特点；从功能上讲，三焦则应具有"生化"之用，须有"化糟粕，转味而入出"和"传化物而不藏"的功能特点。

二是部位之三焦

内经除了认为三焦为六腑之一外，还认为三焦为上焦、中焦、下焦的合称，将人体分为上、中、下三部分。

依据见《灵枢. 营卫生会》。上焦“出于胃上又，并咽以上贯膈”；中焦“亦并胃中，出上焦之后”，它“泌糟粕，蒸津液，化其精微，上注于肺脉，乃化而为血”；下焦“别回肠，渗而俱下，济泌别汁，而渗入膀胱。”

《灵枢. 营卫生会》还说：“上焦如雾，中焦如沤，下焦如渎”，形象地概括三焦的主要功能。“上焦如雾”，形容上焦主布散水谷精气，如同雾露蒸腾；“中焦如沤”，形容中焦主腐熟水谷，化生精微，如同沤物浸渍；“下焦如渎”，形容下焦主排泄水液和糟粕，如同沟渠水道。

感觉六腑之三焦与部位三焦之下焦有相当重叠的地方。

说到功能，《难经·六十六难》：“三焦者，原气之别使也，主通行三气，经历于五脏六腑。原者，三焦之尊号也，故所止辄为原”。这是说三焦是原气的运行通道，具有把原气输送到全身的功能。原气，又称元气。

广义的三焦功能已超出了狭义的六腑三焦。《难经》一再强调它是“有名无形”的。说三焦无形，根本原因在于此三焦无所指而又无所不指。广义的三焦指的是营卫之气布散的场所，五脏六腑无所不包。 而广义三焦的出现使得三焦实现了从范围到功能的全方位扩大。

当然，三焦的两种功能虽属一义，但并不是孤立的，而是相辅相成的。也就是说，只有阳气的布散无阻挡，才能保证水液的流通无溢漏，反之亦一样。今日三焦学说的实质，仅此而已。

三是为什么叫“三焦”呢?

为了更好地理解三焦，须对“三焦”进行考释。

先看一下“三”的内涵。《老子》曰：“一生二，二生三，三生万物。”《辞源》说：“三，古时常以‘三'表示多数。”所以说“三”并不是只能理解为数字之三，古代汉语中常用其表达数量多的意思。

焦，三焦之“焦”也作“膲”。《辞源》：“膲，谓肉不满。”“肉不满”是指有腔隙、间隙的意思。综上，三焦应该是:人体内众多的腔隙和间隙。人体内的腔隙有胸腔、腹腔、盆腔，是人体最大的空隙组织。除此之外，皮肤、肌肉、脏腑等组织也存在有大小不同的间隙，这两类都符合“肉不满”的特征。由以上讨论可知，广义三焦形态结构上囊括了大到胸腔、腹腔、盆腔的腔隙结构，小到皮肤、肌肉、脏腑、骨、脑等处的间隙结构。

中医重视人与自然的关系，会结合天、地、人多角度综合来看人体的情况。

焦与火有关，三焦说明火的性质有三，火的来路有三。广义的说，就是天火、地火、人火。在人就是上焦之火（心肺之阳），中焦之火（脾阳），和下焦之火（肾阳）。水的代谢和肺、脾、肾三脏相关。狭义六腑之三焦具有重要的“官职”。“三焦者，决渎之官，水道出焉。”

“决渎”这一官是三焦，说明什么？

少阳相火，少阳府包括胆和三焦，“决渎”这一官是三焦，说明了水的功用必须靠火来完成。

同样靠火作用的水的出路也有三个，上焦天水（自然降雨、肺主水），中焦之水（地下水，脾所主水），下焦之水（地上江河湖水、肾所主水），人体中三水相互作用相互影响，合之为一水。

可以看出来，狭义三焦与腠理的关系就是，腠理是三焦的组成部分，和三焦一起完成其功能。

三焦和木炭的相似处在于两者1、结构上都是多空隙；2、蕴含能量。3、三焦与腠理关系

综上，也可以看出三焦与腠理功能的一致性，都是运气通道及防御外邪侵袭，含宗气，卫气，营气（论述见上）；

（3）津液输布与代谢的道路

可见，腠理的开阖极大程度上调节着津液代谢，五脏对津液输布的功能亦是通过影响腠理开阖而实现的。腠理运行津液的功能从本质来讲，隶属于三焦的功能。

《灵枢·本藏第四十七》说："肾合三焦膀胱，三焦膀胱者，腠理毫毛其应。"是言肾、膀胱、三焦腠理等在水液代谢中有相互协调的作用，且腠理是从属于三焦的，所以说"三焦膀胱者，腠理毫毛其应"。三焦主持疏通水液，腠理为水液运行的道路，广义三焦的气津运行之功能囊括了五脏六腑的功能，当然也涵盖了腠理流通气津的功能。

无论狭义六腑之三焦还是广义部位三焦，三焦的功能都是在这一个个的空隙结构中完成的。腠理参与构成了这个空腔结构。腠理是三焦的一部分，是隶属于三焦的，也就是说，三焦的间隙结构部分就是腠理。

如果说人体是三间室的房子，那腠理就是屋顶，墙壁，地面等有形的部分，没有实体的壁顶，就没有三间室的空间，"有之以为利，无之以为用"。三间房是客厅（如上焦），厨房（如中焦），卧室（含卫生间）（如下焦），一个房子能被用的部分是这个空间，满足人之所需，人体也是。

人生下来，正常生长发育，繁衍后代是最大的利益，这个利益正是运用了人体里的这数不清的空间成就的。腠理作为形成这些空间的有形部分，非常重要。腠理之于人，就像煮粥时的锅体、锅盖；腠理的疏密，开阖对于健康维护的重要性，就像锅的材质；煮粥时，锅盖的开阖对于煮粥也有影响。

（4）结语

腠理是广泛存在于人体皮肤、肌肉、脏腑、骨等各个组织的间隙和纹理；

狭义三焦指腹腔中六腑之三焦，广义三焦囊括了大到胸腔、腹腔、盆腔的腔隙结构，小到各个组织的间隙结构。在人体，三焦无处不有，无处不在，贯穿周身上下、表里内外。因此，所谓三焦无形，当是指无定形或无常形。

腠理是三焦的一部分，是隶属于三焦的，或者说三焦的间隙结构部分就是腠理。所有这些腔隙和间隙融合会通，形成三焦系统。

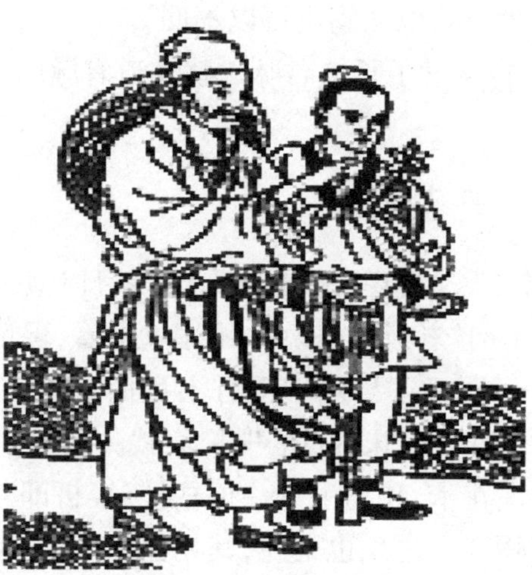

4.2.10　回答一期学员开班问题——胡中赢

（1）中医的起点就是阴阳化生理论，那么血脉对于人体五脏六腑是什么关系？血脉中与“气”对应的是什么？血脉的阴阳属性是什么？相比于天地的河流有共性吗？

答：脾胃吸收的精微物质气化生为津液，通过血脉濡养四肢百骸、五脏六腑，为人体生命活动提供物质基础，津液通过腠理溪谷化生，转化为血脉。血脉属阴，好像黄河、长江，是祖国的大动脉，小河流是小动脉，甚至毛细血管。雨水丰沛，河水充足，流经区域得到滋养，就物产丰富，人民富裕，国泰民安。地表好像人的皮肤，地表的间隙为腠，土壤好像人的肌肉，土壤的间隙为理，腠理相结合，有无相结合，人体血脉充足就气血平和，身体强壮，免疫力强。

（2）仲景平脉辨证的“平脉”正常人能见到吗？

答：没有，平脉是理想中的人。

（3）中医讲的人体最大器官是什么？

答：人体最大器官是三焦。

（4）肝胆在三焦的哪个“焦”？

答：肝胆属三焦中焦。

（5）把脉时五脏阳气重要吗？

答：重要，得阳气则生，无阳气则死，阳气就是动力，阳气足，脏腑功能旺盛，肌体生命力就旺盛。

（6）脾肺共太阴，肝肾同源，在脉诊中有什么意义？

答：脾肺都是太阴，又是相生关系。虚则补其母，实则泻其子，母强，则子强。所以脉诊时，脉强，脉平和有胃气，浮取，沉取脉都有神，则脾肺脏器功能旺盛。肝、肾一个属中焦，一个属下焦，这两脏器从五行来说，是相生关系。肾好，肝也好，所以母亲好，儿女底子也不错。

（7）桡动脉在寸部有分支吗？

答：桡动脉在寸部有分枝。

（8）你听说过脉图吗？大家可以回答也可以不回答。

答：以前没听说有脉图，自从学了长桑君脉法就知道有脉图了，感谢李老师大爱，让我辈学到这么好的脉图。

4.2.11 蓝爱东学习随想——蓝爱东

这些天脑海里满是“溪谷”、“腠理”、“津液”，生活习惯似乎也受到影响了。路过菜市场的牛肉档，居然驻足观察牛肉，老板连声说：“不用这样看，保证没注水的。”平时真没心留意，牛肉的“溪谷”、“腠理”可明显了！怪不得有不良商贩会在牛肉里注水，可见牛肉“溪谷”之丰富，容量之大，足以诱惑商家昧着良心赚黑心钱。

公园里，一绿化工人清理花木，我随手拿一根枯枝，轻折即断，再拿一根生树枝，刚柔并具，有生命的就不一样，“万物草木之生也柔脆，其死也枯槁”。前几天李老师发了炭和树四张图，松树、胡杨生机盎然，因为树干、树枝、树叶都有“经脉”，“经脉”里输布着禀受天地二气的“津液”（水分）营养物质，植物也有“溪谷”、“腠理”，“津液”流行不止，生命不息。一旦砍伐，则“经脉”阻断，“津液”逐渐消失而枯槁死亡，从此就变成了木头，再加工又变成木炭，转世发挥其价值，前世的“溪谷”、“腠理”则改名叫“孔隙”。木炭用途真不少，除了燃烧供热，还可以吸附水分而防潮，可以吸附有害物质而净化环境，皆因木炭孔隙丰富，有容乃大。

李老师循循善诱，山谷、腠理、溪谷、树木、炭，都在苦心转变学生固有的思维方式，引导学生“格物致知”。这些天我对“皮毛生肾”有了更深的理解，原来肺与肾关系密切，“金生水、皮毛生肾”就是以“溪、谷”相通相生，从这样的深度理解“皮毛生肾”，对临床意义确实非同一般。无明师真难解惑，根本就发现不了“溪谷腠理”里还“别有洞天”。以前将“皮毛生肾”理解为“肺属金，肾属水，五行金生水，而肺主皮毛，所以皮毛生肾”，这种认识和理解也太粗浅了，不痛也不痒，不完全对也不完全错，似是用文学逻辑来理解中医，跟中医思维脱离太遥远了，毕竟学中医不是搞文学不是做算术，用心领悟、“格物致知”何等重要。

《素问·阴阳应象大论》篇里还有“髓生肝、筋生心、血生脾、肉生肺”，也 是晦涩难明，相信只要紧跟李老师，努力跟老师相应，跟长桑君脉法教学团队相应，跟同学们相应，一定能有收获。

一直以为“读书万遍”，就能“其义自见”，但是眼前这本《黄帝内经》有些内容不管读多少遍，就是弄不明白其意思，比如“肺主治节”，何为“治节”？李老师的教学魅力，让我克服了思考的惰性，逐渐善于自觉思考。

“节”是什么？“节之交三百六十五会，络脉之渗灌诸节也”（小针解）。“所言节者，神气之所游行出入也，非皮肉筋骨也”（九针十二原）。“阴阳已张，因息乃行，行有经纪，周有道理”（痈疽）。人与天地相应，经脉流行不止，上应天宿，下应地纪。人每时每刻受近在周遭、远在日月五星的外界时空环境的影响，也随时调整自身的机能状态以适应外在的变化。人体十二官，唯肺能担当此项职能，因与外界接触最密切的就是体表之皮毛，经脉里气血、津液、神气，都是肺“因息乃行”。

“肺主治节”就是肺这位相傅之官，行使辅助君主的职责，以“息”来调节神气、气血、津液游行出入，让五脏六腑、皮肉筋骨、四肢百骸随时作适应性的调整，达到“与天同度，与地同纪”。

如果将《内经》前后文兼顾，互相参照，或许有助于跟古人对上话。对与错都没关系，敢想善思考更重要。

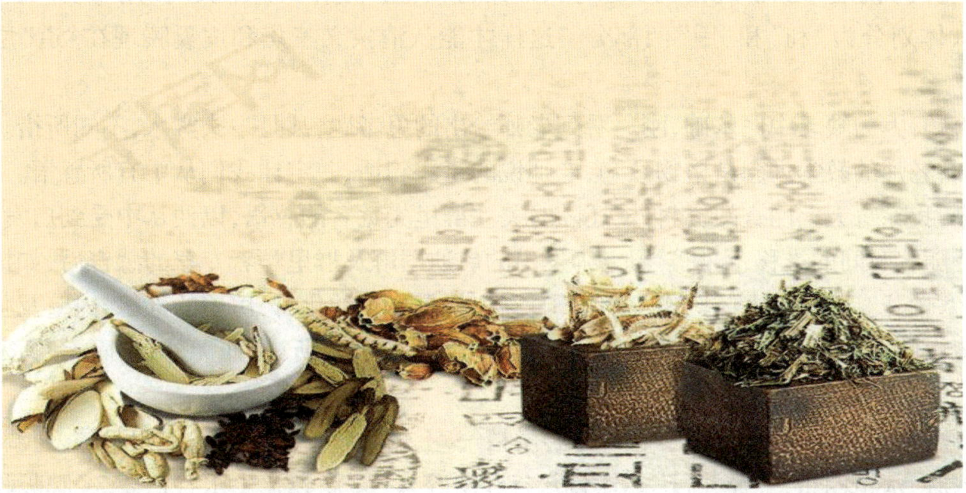

4.2.12 肺主治节思考——李杰

从组群来，老师开始提到三焦、腠理、溪谷、肺主治节。虽然讲授点不多，但是各个内容延伸下去，都是很大部分的内容，如果每天都安排时间学习与思考，感觉时间还是很紧张的，而且越来越感觉内容体系庞大。非常珍惜此次机会，总怕自己在每天的学习中落下什么东西，所以时时关注群里动态。

在五行中，肺居西方，西方是高山溪谷之地，也是水之源头，溪谷化生之所在。老师提到“治”是指对溪流的发源地进行疏导。而这西方高山溪谷之地——黄河长江发源地，就是肺所治 之地。“节”是各种阴阳转化的节点。在这溪谷之地，溪谷中水生未生之时的点，可关乎黄河长江的水流量。这个节点不大，但是关乎整个水液循环。

在煮粥过程中，里面体现最大的是阴阳。锅中水开始气化的那个点，水汽上升的过程，水汽在锅盖上凝结的点，水滴下降的过程。这个循环，体现了五行的往复交流。木升金降是个大的循环。木的曲直和金的从革，又各是一往一来的过程。像老师提到的肺的功能，宣降、吐纳、收敛都各自是一往一来的过程。在这锅里，水火定位，木金行使着水火的功能。在天地中，天地定位，水火行使这天地的功能。如果水火是君主，木金是代行职责，调节着身体的各种功能转化，调节着各种度。像一个国家，宰相替君主分忧，下有各个节度使供宰相调配。五行中关于土，在煮粥中，有土的承载之用，水火的升降，木金的升降才能有所凭借。

在平时把脉时，经常遇到寸脉分叉的病人，有时候分叉上还有分叉，这个分叉也是个节点，这个节点或涩或浊，或细或微，有些都伴随气机不利的表现，是否也正说明肺主治节呢。

4.2.13 由三焦腠理谈人的“利”与“用”——刘立新

问题一：道德经说：有之以为利，无之以为用。人体是三间室的房子，墙壁就是“有”，房间的“空间”就是“无”。现在就要思考人最大的“利益”是什么？最大的“用”是什么？或者说把人体划分为“利”和“用”两部分。这样才能认清狭义三焦和皮囊腠理在“道”层面的关系。

答题：因为缺乏中医基础，刚一看到老师给出的思考题，甚是一头雾水，不知所措。但是我深知，老师的教学理念是格物致知，老师说的每一句话，一定让我们从中有所感悟。因此，连日来，我除每天上网查阅资料外，还随时关注群里先觉者的感悟，以便从中受到启发，得到灵感。随着时间的推移，不断学习老师发出的启迪图解及群里学者专家的感言后，如拨云见日，茅塞顿开。老师把人体比作三间房子，三焦就是房子的化身，房屋的外墙、内壁及脏腑固定装置由腠理组成，腠理是渗泄液体，流通和合聚元气的场所，大而无外，小而无内，外连皮毛，内通脏腑，无处不在。

《素问·经脉别论》曰：“饮入于胃，游溢精气，上输于脾，脾气散精，上归于肺，通调水道，下输膀胱，水精四布，五经并行”。饮食水谷经由腔入胃，腐熟化生水谷精微，经脾吸收转输之后，巡腠理上输于肺，经肺的宣肃作用输布全身，上则润于五官七窍，外则达于肌腠皮毛，下则输于肾与膀胱，在肾与膀胱的气化作用下，其浊者入膀胱而化为溺，其清者经肾气蒸腾而为人体再利用。

肝主疏泄，为气机升降之枢，且肝藏血以调节血量，血之体为水，乃津液所化，津液与血经腠理出入脉道相互转化，故肝脏直接或间接地调节着气液的循环和津液的代谢。肾中的精气及后天水谷精气形成元气，自然界吸入的清气，和脾胃从饮食物中运化而生的水谷精气结合，组成宗气，水谷精气化生为营卫二气。营气分布于血脉之中，随血液循环营运于全身。卫气乃运行于脉外的分肉之间，即运行于腠理之中，具有温养内外，护卫肌表，抗御外邪，滋养腠理，开阖汗孔等作用。

由此，我想到了前一段时间老师让大家广泛进行的煮粥论道，这一切不就是煮粥的生物学演绎吗？综上所述，可以看出，人体的水液代谢是以肾的气化为基础，以肺的宣降为动力，以脾胃的升降为枢纽，以三焦为通道，在腠理的贯穿下，上焦、中焦、下焦诸多脏腑密切协调，共同完成的。充分发挥三焦及脏腑的生理功能，就获得了人的最大利益——健康，保证三焦气血津液运行通畅——没有疾病，就是人最大的用。老师的启发教学真是环环相扣，烧脑但益智，虽然思考了这么久才发出感言，但我感觉我对中医经典的认识又加深了一步，这一切都得益于参加了长桑君脉法学习班学习。

4.2.14　中医觉悟思考——刘立新

人类进化有个“怪现象”，不知道从什么时候开始把身上能御寒的“体毛”进化没了，这个结果在生物学上是个未解之谜。（可以不回答，但积极参与的会增加印象分，答对三题及格，四题优秀，五题为觉悟者，六题奖金二百元）

（1）没有体毛给人带来的最大利益是什么？

答：人没有体毛可以由皮肤直接感受外界的冷、热、痛、触觉变化，而采取快速反应。

（2）人的皮肤有“保温”功能吗？

答：有。皮肤通过毛孔的开合调节体温的变化，当皮肤受到寒冷刺激时，人体通过闭合毛孔，防止因体液外泄而导致的体温降低。

（3）皮毛与六经的“何经”有直接关系？

答：与手太阴肺经有直接关系，肺主皮毛。

（4）膀胱为津液之腑，属于狭义“三焦”的“下焦”还是属于“腠理”。（许多动物没有汗腺，比如狗在夏天主要靠大量饮水通过排尿来调节体温。）

答：膀胱属于三焦的下焦，腠理无处不在。

（5）腠理层次不包括血脉（经脉、络脉）这个结论正确吗？为什么？

答：对。腠理是血脉的通道。

（6）解表药可以治疗心悸吗？为什么？

答：凡是以发散表邪，解除表证为主要作用的药物，谓之解表药。其作用：升阳发散肌肤之邪，部分药物具有辛温之性，即能透毛窍，助卫气发汗。而导致心悸的病因可以归属为以下几点：

体质虚弱：素体不强，久病或劳欲过度，或各种失血，造成气血阴阳的亏虚，以致心失所养。

久病体虚：热病伤阴，导致肾阴亏损，心火妄动，扰乱心神。

饮食劳逸不当：劳倦太过伤脾，或久坐久卧伤气，引起生化之源不足、而致心血虚少，心失所养，神不潜藏。应用解表药时，可能引起汗出过多，耗散阳气，损伤津液。因此阳虚自汗，阴虚发热，久病体虚，失血过多者应慎用或者忌用解表药的。

4.2.15　高级伤寒班内经晋级思考题——雷行华

（1）什么叫五脏虚？什么叫五脏实？

答：“正气存内，邪不可干，邪之所凑，其气必虚。”所以我觉得五脏藏而不泻，五脏内时刻有无形的精气，故精气少则虚，精气满则为实。不同脏有不同特点的虚实。（有肾无实证一说，肝无虚证一说，所以李老师这道题我想了很久，也没有想明白。）所以只有以五脏自身精气满与不满论虚实。

（2）肝血虚，肝阴虚，肝气虚，肝阳亢上，肝瘀滞，肾阴虚，肾精亏损，肾气不足，肾气不固，肾热，肾寒，肺气虚，肺气不固，肺寒，肺热哮，脾湿热，脾气虚，心血虚，心阴虚，心气虚，心血瘀，以上按照五脏虚实辨证如何分辨？ 理论依据？

答：按照五脏虚实，虚证：肾阴虚，肾精亏损，肾气不足，肾气不固，肾寒，肝气虚，肺气虚，肺气不固，肺寒，脾气虚，心血虚，心气虚；实证：肝血虚，肝阴虚，肝阳亢上，肝瘀滞，肺热哮、脾湿热、心血瘀、心阴虚、肾热。理论依据：李老师说气少为寒，气多为热，我理解气少为寒为虚，气多为实为热。

（3）明显又苦胁痛五脏何脏为虚？

答：肝虚。

（4）往来潮热时肝和肾是实还是虚？

答：往来潮热属于肾阴虚。

（5）腠理的筋膜在什么情况下会诱发皮肤病？

答：腠理的筋膜会在邪气实，气多热多时发皮肤病；但是临床上我看见肾功衰失代偿期患者多数发生皮肤瘙痒症，所以觉得肾气虚也会发皮肤病，这个印证了李老师皮毛与肾的关系。所以筋膜应该在很虚状态以及邪气盛时都会发皮肤病。

（6）运用“泻南补北”法时，肝、肺二脏谁是“热症”谁是“寒症”？

答：应该是肺寒肝热。

（7）“泻南补北”的“泻南”是“泻小肠热”还是“泻心火”？

答：泻小肠热，因为心不受邪，心包代之，反过来，小肠与心相表里，一样的道理，小肠会代心受邪故泻小肠火也。

（8）“泻南补北”的“补北”是“补膀胱”还是“补肾阳”？

答：这个题目李老师似乎已经给了答案，补肾阳。理论依据为南方火，心与小肠应；北方水，膀胱、肾应之。膀胱无六腑，以通为用，故泻南补北应该是补肾阳，气为阳，心肾相交，水火相济，心神安，肾水足，阳气入阴，睡眠充足，气血得以恢复。

选什么药合适治肾燥

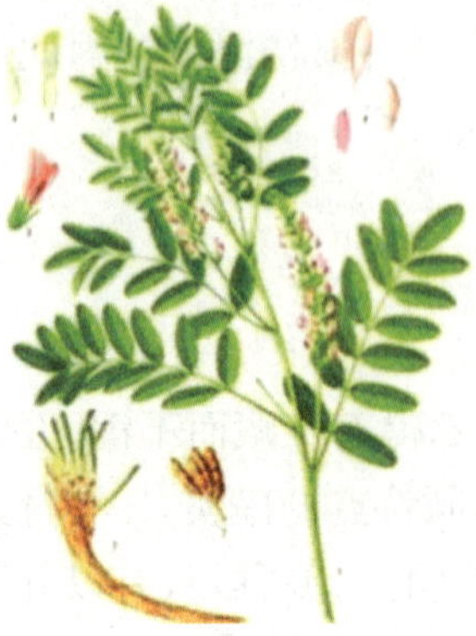
杨梅

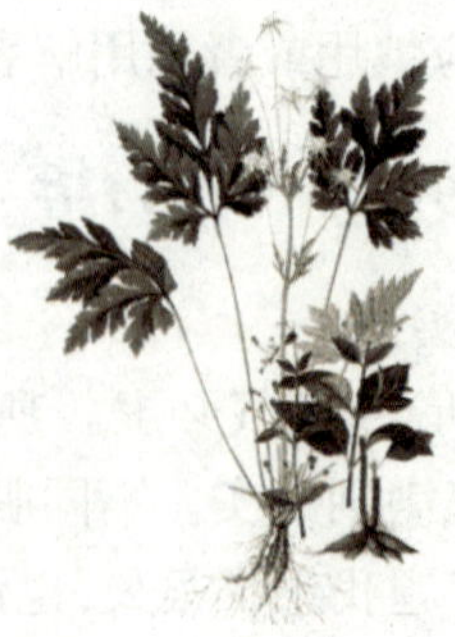
黄连

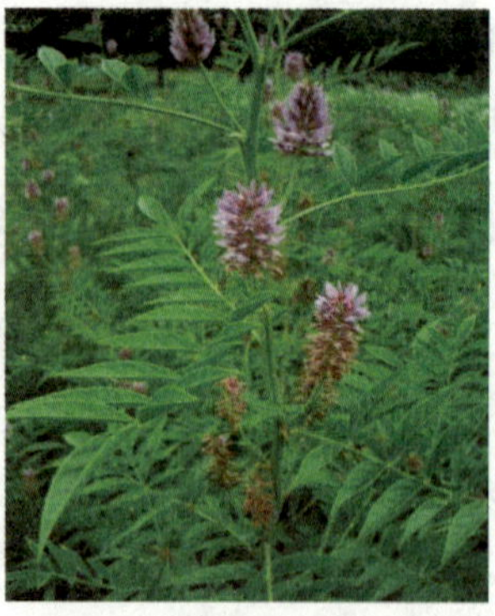
甘草

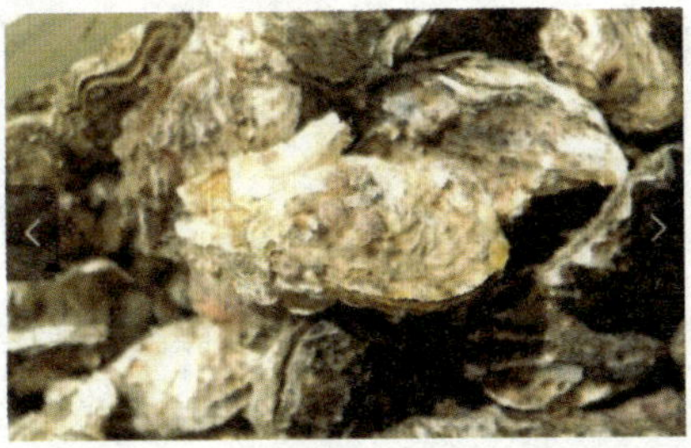

牡蛎

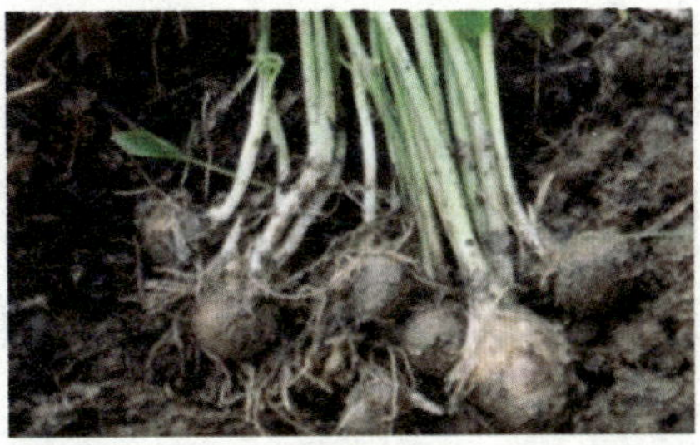

半夏

从煮粥论道到三八妇女节的作业，李老师不断的布置作业让我们思考，我都无法感悟其中的奥妙。直到李老师展示上面这几张中药的图片，让我有机会尝试解答这个问题。

第一眼只能分辨出杨梅和牡蛎，其他的还得翻书。根据这五种药物的性味，就能明白老师的心思。杨梅（味酸）、黄连（味苦）、甘草（味甘）、牡蛎（味咸）、半夏（味辛），从这五味药物的酸苦甘辛咸，就知道药物的归经是针对人体的五脏的肝心脾肺肾，也包含了五行木火土金水。

至于老师所提到的"肾燥"，以及选什么药合适治肾燥。《素问·藏气时论二十二篇》论述：肾主冬，足少阴太阳主治，其日壬癸。肾苦燥，急食辛以润之，开腠理，致津液通气也。因此五味药物相应的性味辛的药物是半夏，所以只能用半夏润之。

4.2.16 李求月溪谷感悟——李求月

看李尊师溪谷画面：北方者，天地所闭藏之域，其高陵居，风寒冰冽，故《阴阳应象大说》曰：北方生寒，寒生水，水生咸，咸生肾，肾生髓，髓生肝，肾主耳；其在天为寒，在地为水，在体为骨，在藏为肾，在色为黑色。故说：北方黑色，入通于肾，开窍于前后二阴，藏精于肾，故病在谿。为什么故病在谿？谿即溪谷，溪谷就是山间的河沟，两山之间的水流或流水道。看画图，深沟水道，两侧山体龙脉，唯有沟底绿树昌盛，草木芨芨，但冰寒之地，融雪化生为水，水会注山川溪谷，洪水成涝，灾盖草本，溪谷成病谷。

《素问·气穴论》曰："肉之大会为谷，肉之小会为溪；肉分之间，溪谷之会，以行荣卫，以会大气。"《素问·五藏生成论》曰："人有大谷十二分，小溪三百五十四分，少十俞。此皆卫气之所留止，邪气之所客之也，针石缘而去之。"也就是说，在人体，溪谷两边是肉，脾主肉，太阴之地；脾土生金，金生水，水属肾，肾者，主蛰，封藏之本，精之处也；其华在发，其充在骨，为阴中之少阴，通于冬气。故肾藏精，精参和于生殖繁衍后代，并且宫胞的形成。肾气虚或不足"溪谷"寒，胞宫也寒，对生殖有直接影响。而溪谷分布在全身腠理小分肉缝隙之间或浅表的肌肉之上，如同山川溪沟；肾上开窍于耳，下开窍于二阴；溪谷通畅，全身舒服，津液气血精顺畅，溪谷阻塞，气血津液阻经络，五脏六腑也于阻，续而发灾成病。故经书曰：营卫稽留于经脉之中，则血泣而不行，不行则卫气从之而不通，故卫气之所留止，邪气之所客也。

《灵枢本神》曰：生之来，谓之精。也就是肾藏精，有先天父母受于的生殖之精和后天水谷精气，互相依存，相互生化、资助，促进人体生长发育，肾气实天癸至（胞宫成熟），肾精上输女子乳房发育，下运男子睾丸成熟，具备生殖能力；而胞宫成熟需要任通冲盛，与五脏六腑气血津精液调和，并且溪谷也通畅；才有人类繁衍生命的利益。

4.2.17 格物随想——廖生生

师父教我们煮粥，教我们“格物致知”，提示我们三焦要把“三”和“焦”的自然哲理找出来。为什么不用“二”或“四”？比如一生二……焦和“木炭”有什么相似之处？思忖半天，把感想记下来分享给大家，请师父和师兄师姐们指正。

首先，“道生一，一生二，二生三，三生万物”，提示“三”是裂变的开始，三焦是机体千变万化的的必由之路。其次，三在后天八卦数中为离火，离的符号为“☲”，象征三焦为空腔器官，离为火，与三焦属阳暗合，是热气蒸腾的空腔器官。第三，焦，会意，金文字形，上面是“隹”(zhuī)，短尾鸟，下面是“火”，把鸟放在火上烤，本义：物经火烧而变黄或成炭。炭，是把木材和空气隔绝，加高热烧成的一种黑色燃料，炭是一种多孔性物质，多孔性物质的表面积必然很大，师父教我们拿木炭跟焦类比，那么，我的理解是，如果三焦是三间房屋，那么，三焦的墙壁也是多孔的墙壁，在墙壁(即是腠理)里气体、水液升降交换是非常充分的。

师父风度翩翩，充满阳光和睿智，在我看来就是智慧的化身。智由“矢”“又”“日”组成，意味着智者属阳，如踩在火球上，从又中讲出的道理都是像神箭手射出的箭矢一般个个切中要害。慧由两个“丰”及“雪”“心”组成，意味着慧心是埋藏在极其丰厚的雪下面的，提示我们要将心火往下沉，水火相济，定则生慧。在开课之前，老师一个接着一个的问题令人目不暇接，在不断烧脑的同时也感到焦急上火，怕跟不上队伍，突生感想，与跟我有相同境遇的学友共勉。

4.2.18 关于对“胞”和“腠理”的理解——卢慧

(1)胞

原来提到胞，首先想到的是女子胞，经过听李老师讲课，对胞的认识上升了一个层次。

胞是生命之源。胞是孕育生命的重要器官，集天(男一精子)地(女一卵子)之精华，阴阳之气，孕育生命。这个生命的构成，外有腠理，内有气血，津液五脏六腑等。一生二，二生三，三生万物大自然人类生命，才能在阴阳互生中生生不息。

胞除了孕育生命外，任脉、督脉冲脉均起于胞，胞的功能赖于血脉的滋养，胞似脏非脏，似腑非腑，是元气集中之地，又是五脏六腑气血津液，正常运行的原动力。

(2)腠理。

是人体形成的重要结构，维护维持着人体的外形。腠理来源于胞(因为胞孕育了生命)。

腠理是人体防御器官，由卫气血津液等滋养，调节着人体的阴阳平衡，腠理的开合，汗孔的开合，均是人体阴阳调节的表现。防御六邪侵袭机体。

(3)腠理与胞的关系。

腠理来源于胞，胞又生腠理（胞孕育生命，阴阳互生），天地之精媾和之后，首先形成了腠理，（像我们盖房子，要先准备好沙子水泥一样），之后在阴阳物质相互转化后形成五脏六腑气血津液，逐步形成人体（这就是受精卵的逐步分化）。就像李老师讲的，澳洲袋鼠的袋子是孕育生命的祖先。理解了老师说的根在腠理！李老师好伟大！

胞孕育生命，乳房养育生命，也是腠理形成的。乳房是外挂的腠理，是养育生命的。胞是内挂的腠理（输卵管是女性腹腔唯一与外界相通器官）。阴中有阳，阳中有阴，阴阳互生。

这样就不难理解，皮毛如何生肾了，皮毛是腠理的一部分，腠理来源于胞，是先天之本，生命之源。肾是先天之本，亦为腠理皮毛所生。肾主骨生髓，藏精藏神，主水纳气，肾是命门，是元气所在，维持生命原动力。

又联想，临床见过烧伤病人，皮毛腠理受损，开合失调，津液流失，阴精少阳气不固，卫气受损，皮毛受损，肾气衰竭，生命危急。即便五脏六腑正常，也难以活命。

4.2.20　“土壤”和“土”有什么区别，以及为何土为万物之母——鲁杰铭

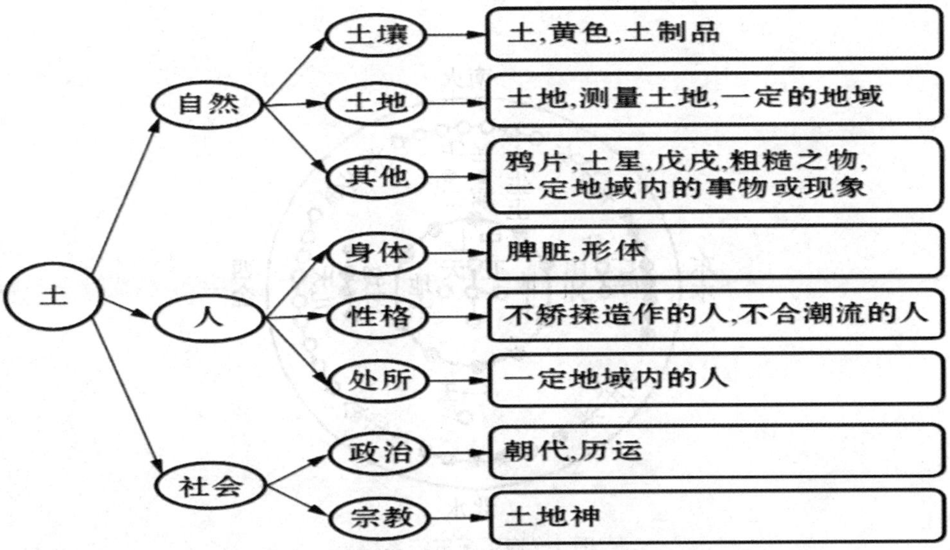

图1　“土”在古汉语中的语义拓展体

土壤——土壤是指地球表面的一层疏松的物质，由各种颗粒状矿物质、有机物质、水分、空气、微生物等组成，能生长植物。土壤由岩石风化而成的矿物质、动植物，微生物残体腐解产生的有机质、土壤生物（固相物质）以及水分（液相物质）、空气（气相物质），氧化的腐殖质等组成。

土壤最根本的作用是为作物提供养分和水分，同时也作为作物根系伸展、固持的介质。土壤不仅仅是储存、供应养分，而且在土壤中各种养分都进行着一系列生物的、化学的和物理的转化作用。正因如此，我们的植物才能在土壤中生长！中医所谓的土，是一种象形思维。

土(脾)文化的渊源

土地是万物的本源,在中国传统文化中都有很多 内容与土地有着紧密联系。五行“土文化”源远流长,是和人类起源、土地崇拜、土地祭祀紧密相连的。

土为万物之母中国辽阔而又闭塞的地理位置,气候温和,四季分明,为农业的发展提供了适宜的条件。先民的生活方式主要是农业为主,中国的传统文化,无不建立在农业生产基础之上。《尔雅》云:“土,田也。”农业的发展离不开土地,即以“土”为根本。中国长期的封建社会,是自给自足的小农经济 。

《 汉书·食货志 》里说:“一夫不耕,或受之饥;一妇不织,或受之寒”。耕织结合的经济结构形式是先民的主要生产方式,人民只有依靠小农经济得以 繁衍生息,重视农业也促成国人古朴民风和保守思 想的形成,这种观念起到了稳定社会秩序和巩固统 治的作用,长期稳固了“土”文化。

中土五行的模式“河图、洛书”是先民对世界的总体认识观,也是中国原始文化的基石,“河图、洛书”与阴阳“五行”相融合。如图 1 所示,土居中央,上南下北,左东右西,形成中土五行模式。

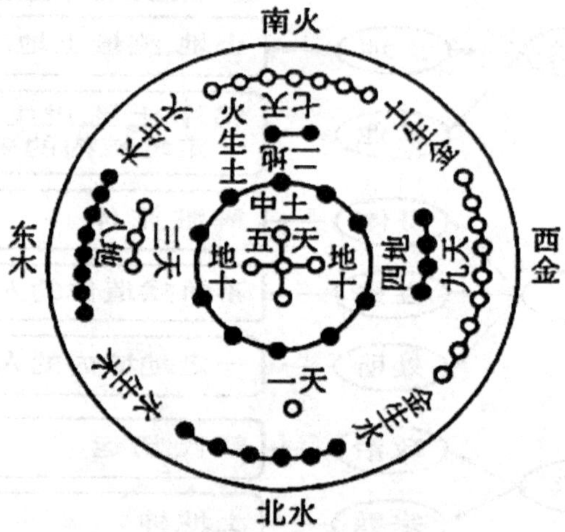

图 1　河图配五行系统

土之生数为五,以生水火金木,从而计算五行生成数。如天一生水,地六成之,即水之生数一,加五(万物皆生于土),得水之成数六 ,以此类推。河图十数配置包括阴阳五行之基本内涵。五为奇数,五为生数之基础、成数之桥梁,体现了土生万物、土为万物之母的思想[2]。

古汉语中有用“土”来借指土的物质特征的现象。例如:

(1)“鸾,瑞,一曰鸡趣。首翼赤曰丹凤,青曰羽翔,白曰化翼,元曰阴翥,黄曰土符。”(周师旷《禽经》)

例(1)中的“土”指黄色,“土符”指首翼均为黄色的鸾鸟。我们认为这是比较典型的以范畴借指范畴 的定义特征。

“土”还可借指土制品,例如:

（2）“土反其宅，水归其壑。”（《礼记·郊特牲》）（孔颖达疏：“土即坊也；反，归也；宅，安也。土归其安，则得不崩。”）

（3）“起土木于凌霄，构丹绿于棼橑。”（晋·葛洪《抱朴子·诘鲍》）

（4）“柔丽之身亟委土木，刚清之才遽爲丘壤。”（南朝宋颜延之《庭诰》）

（5）“乐也者，郁于中泄于外者也，择其善鸣者而假之鸣，金石丝竹匏土革木八者，物之善鸣者也。”（唐韩愈《送孟东野序》）

例（2）中的“土”指堤；例（3）中的“土木”指建筑工程；例（4）中的“土木”指坟墓和棺材；例（5）中的“土”指土制乐器，为八音之一。古汉语中还有很多用“土”借指“土地”，并进一步借指一定的地域的现象。

（6）“百谷草木丽乎土。”（《易·离》）

（7）“王者以下至于庶人，非暮春中夏之时，不可以种五谷，兴土利。”（汉袁康《越绝书·吴人内传》）

（8）“某土之守某官，使使者进于天子。”（唐韩愈《感二鸟赋》序）

（9）“凡吴土地人民，越既有之矣，孤何以视于天下。”（《国语·吴语》）

例（6）中的“土”指土地；例（7）中的“土利”指土地耕种事宜；例（8）中的“土”指地方、地区，即一定范围的土地。

例（9）中，“土地”指领土、疆域。我们认为，无论是用“土”借指土制品，还是用“土”借指土地或者地域，都是以构成某物体的材料指代该物体。

古汉语中还存在“土”用作动词的现象，例如：（10）“凡建邦国，以土圭土其地而制其域。”（《周礼·地官·大司徒》）

例（10）中共有两个“土”字：第一个指土地，“土圭”是古代用于测度日影与土地以正四时的工具；第二个“土”指测量土地。我们认为用“土”借指“测量土地”是以动作对象代指动作这一概念借代的体现。

古人将“土”的特性概括为——土爰稼穑。“爰”，通“曰”；“稼”，即种植谷物；“穑”，即收获谷物。稼穑，泛指人类种植和收获谷物的农事活动。引申为凡具有生化、承载、受纳性质或作用的事物和现象，归属于土。故有“土载四行”、“万物土中生”、“万物土中灭”和“土为万物之母”说。

脾属土的内涵「3」

脾属土，是在农耕经济发展下，以土“化”（生）万物功能的类比《尚书大传》论“五行”中提到：“土者，万物之所资生也，是为人用”。《说文》中：“地之吐生物者也。二象地之下，地之中，土物出 形也”。《释名·释天》中，“土吐也，能吐生万物也”。土原意指生长，引申为化生。因此，可以推测，最初将“脾”取象比类为“土”时，是取其“化”之象。

“脾胃者，仓廪之官，五味出焉”（《素问·灵兰秘典论》），脾胃的功能正如大地，所谓“生万物而法天地”（《素问·太阴阳明论》），后人解读为“脾主化”的雏形。《诸病源候论·脾胃诸病候》曰：“胃为水谷之海，主受盛饮食者也；脾气磨而消之，则能食”。《太平圣惠方·治妇人血风攻脾胃不能食诸方》云："脾与胃为表里，脾主化谷纳食"。《圣济总录·脾脏冷气腹内虚鸣》曰："脾为中州，主腐化水谷埤诸脏腑"。《济生方·脾胃虚实论治》云："夫脾者，足太阴之经，位居中央，属乎戊己土，主于中州，候身肌肉，与足阳明胃之经相为表里。表里温和，水谷易于腐熟，运化精微，灌溉诸经"。脾主化水谷为精微物质，营养机体，滋润百骸，如果脾胃损伤，则不能执行"化"的功能。《格致余论·大病不守禁忌论》曰："胃热善消，脾病不化"。《素问病机气宜保命集·虚损论》曰："谷不能化而脾损"。所以中医运用取象比类的思维方法，将脾胃配属土，探踪寻源，最基本源于地理环境的自然造化，民以食为天，农业民族对土地无比崇尚，农业经济的发展加重了先民对土地的依赖和情结。正是"土"的孕育，化生了我们的肌肉、骨骼和血脉，决定了中华民族子孙的肤色，生生不息。

"脾属土"是以中央"运"（灌四旁）功能的类比脾主长养生化的特点与五位中的"中"、五行中的"土"相应，故有"中土"之说。《素问·金匮真言论》说："中央黄色，入通于脾其味甘，其类土"。

《素问·五运行大论》所云："中央生湿，湿生土其在天为湿，在地为土，在体为肉，在气为充，在藏为脾"。《黄帝内经》关于脾之功能的阐述"散精""灌四旁""行津液""行津气"等均是指脾具有转输、布散精气的作用，为"脾主运"的理论奠基。《素问·经脉别论》曰："饮入于胃，游溢精气，上输于脾，脾气散精，上归于肺，通调水道，下输膀胱，水精四布，五经并行"。《素问·玉机真藏论》曰："脾为孤藏，中央土以灌四旁"。

《素问·太阴阳明论》曰："四支皆禀气于胃而不得至经，必因于脾，乃得禀也"，"脾与胃以膜相连，而能为之行其津液"，"脾病不能为胃行其津液"。第一，从文化层面来看：五行中以土为要。《素问·太阴阳明论》亦曰："脾者土也，治中央，常以四时长四藏"。《医理真传·五行说》："五行之要在中土，火无土不潜藏，木无土不植立，金无土不化生，水无土不停蓄。故曰：土为万物之母"。阐明五行中以土为要。第二，从和五脏的关系来看：五脏受气于脾。《难经·三十难》曰："经言人受气于谷，谷入于胃，乃传与五脏六腑，五脏六腑皆受于气"。脾属土，灌溉滋润肝肺心肾四脏。人之奉养，来源于饮食水谷的精气，脾主运化水谷精微，外养皮毛筋骨肉，内养脏腑。清代陈修园《时方妙用·附录慎柔五书》阐释为："五脏皆受气于脾，故脾为五脏之本"。第三，从在五脏中的地位来看：脾统四脏。清代沈金鳌《杂病源流 犀烛·脾病源流》言："盖脾统四脏，脾有病，必波及之；四脏有病，亦必待养于脾。故脾气充，四脏皆赖煦育；脾气绝，四脏不能自生"。

表 1　五行概念体系

五行		木	火	土	金	木
自然界	五材	木	火	土	金	木
	五色	青	赤	黄	白	黑
	五方	东	南	中	西	北
	五时	春	夏	长夏	秋	冬
	五气	风	热	湿	燥	寒
	五化	生	长	化	收	藏
	五畜	犬	羊	牛	鸡	猪
	五谷	麦	黍	禾	米	豆
	生数	三	二	五	四	一
	成数	八	七	十	九	六
	五果	李	杏	枣	桃	栗
	五菜	韭	薤	葵	葱	藿
	五味	酸	苦	甘	辛	咸
	五臭	臊	焦	香	腥	腐
	五音	角	徵	宫	商	羽
	五木	榆柳	枣杏	桑柘	柞楢	槐檀
	五虫	鳞虫	羽虫	裸虫	毛虫	介虫
自然界	五星	岁星	荧惑星	填星	太白星	辰星
	天干	甲乙	丙丁	戊己	庚辛	壬癸
	地支	寅卯	巳午	震未 戌丑	申酉	亥子
	五运	丁壬	戊癸	甲己	乙庚	丙辛
	五兽	青龙	朱雀	黄龙	白虎	玄武
人	五脏	肝	心	脾	肺	肾
	五腑	胆	小肠	胃	大肠	膀胱
	五体	筋	血脉	肉	皮	骨
	五窍	目	舌	口	鼻	耳
	五指	食指	中指	大拇指	无名指	小指
	五荣	爪	面	唇	毛	发
	五声	呼	笑	歌	哭	呻
	五觉	色	触	味	香	声
	五液	泣	汗	涎	涕	唾
	五志	怒	喜	思	悲	恐

综上，“脾属土”是土“化”、中土“运”功能的类比，中医脾主运化，化生万物，维持人体所需的物质和能量。饮食物是人出生后所需营养的主要来源，是生成气、血、津液的主要物

质基础，而饮食物后精微的吸收、转输都由脾所主，脾气将饮食物化为水谷精微，为化生气、血、津液提供充足的原料，为“气血生化之源”；而且能将水谷精微吸收并转输至全身，以营养五脏六腑、四肢百骸，使其发挥正常机能，并能充养先天之精，促进人体的生长发育，是维持人体后天生命活动的根本。

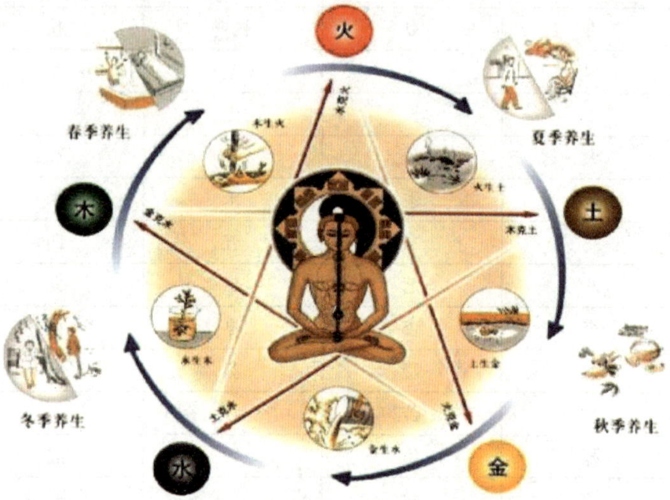

4.2.21 三焦和腠理——马云霄

三焦为什么是三？不是二或者四？

答：三焦为什么是三？我觉得答案就像一首歌里唱的：没有理由，没有原因。三是由道决定的。道说三，就是三。你看，在数学里，有三角形的稳定性。四角形，五角形都不稳定。在电学里，交流电是三相，四相五相也可以，但三相是最经济的。

三焦在哪里？人体的三焦，心肺为上焦，脾胃为中焦，肝肾为下焦。三焦不仅仅是脏腑。郝万山讲课说过，人体无处不三焦。我理解三焦就类似于细胞中的 ATP（adenosine triphosphate）转化，ATP 是体内组织细胞能量的主要来源。中文叫三磷酸腺苷，又是三。意不意外？地球也可以有三焦，大气层为上焦（上焦如雾），地表为中焦（中焦如沤，生长化生万物），地幔地心为下焦（下焦如渎，好像不太合）。但最新研究发现，在高温高压下，地幔中的石英和液态氢可以合成水（新科学家杂志 2017.1），就好像肾里面既有 火又有水一样。

溪谷和腠理是什么？溪谷是皮肤下的肌肉缝隙。人有大谷十二分，小溪三百五十四名。 腠是间隙，即溪谷，理是纹路；腠是皮筋筋骨在演奏；理也可以理解为琴弦。 这个只是在形的层面上理解，形之上还有气和神，以此类推。

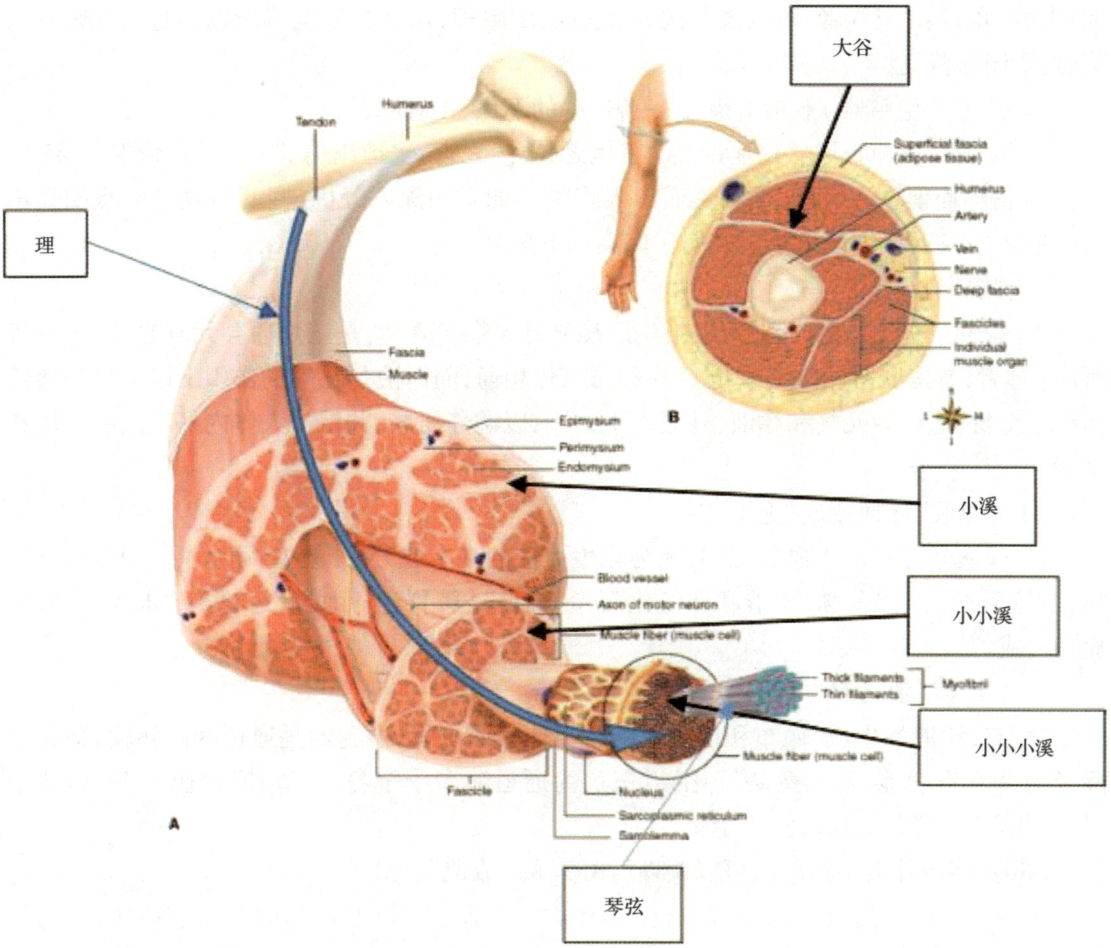

4.2.22　胞的含义——潘建国

（1）为什么“胞”出现“阳不入阴”要调合营卫？

答：胞是生命之源，是孕育生命的重要器官。胞除了孕育生命，任脉、督脉、冲脉均起于胞，胞似脏非脏，似腑非腑，属奇恒之腑，是元气集中之地，又是五脏六腑气血津液，正常运行的原动力。腠理，张仲景《金匮要略·脏腑经络先后病脉证》说：“腠者，是三焦通会元真之处，为血气 所注；理者，是皮肤脏腑之文理也。”泛指皮肤、肌肉、脏腑的纹理，及皮肤、肌肉间隙交接 处的结缔组织，是人体防御器官，调节着人体的阴阳平衡，防御六邪侵袭机体。腠理的开合，汗孔的开合，均是人体阴阳调节的表现。腠理的疏密影响着汗孔的开合和汗液的排泄。在正常情况下，卫气充盈于腠理之中，控制和调节腠理之开合。

腠理与胞的关系：腠理来源于胞，胞又生腠理（胞孕育生命），天地之精媾和之后，首先形成了腠理，之后在阴阳物质相互转化后形成五脏六腑气血津液，逐步形成人体（这就是受精卵的逐步分化）。胞孕育生命，乳房养育生命，也是腠理形成的。乳房是外挂的腠理，胞是内挂的腠理，胞和 腠理本是同源。正如《素问·阴阳应象大论》说：“清阳发腠理”，《灵枢·本脏》也说:“卫气者,所以温分肉,充皮肤,肥腠理,司开合者也。”所以当胞出现阳不入阴时,要调和营卫。

(2)“胞”(生殖器)不属于狭义“三焦”中的下焦,正确吗?

答:正确。《素问·灵兰秘典论》:“三焦者,决渎之官,水道出焉。”;《灵枢·营卫生会》下焦:“成糟粕而俱下人大肠,循下焦而渗入膀胱。”如上题深入分析,“胞”的功能特点明显不属于狭义之“三焦”中的下焦。乃属于广义的下焦。

(3)腠理有“津液”吗?

答:张仲景《金匮要略·脏腑经络先后病脉证》说:“腠者,是三焦通会元真之处,为血气所注;理者,是皮肤脏腑之文理也。”腠理与三焦相通,而津液是在气的作用下以三焦为通道运行于全身,通行的元气和津液,外流入于腠理,以濡养肌肤,并保持人体内外气液的交流和平衡。

(4)“津液”如何变成“血”?

答:津液经孙络渗入血脉之中,成为化生血液的基本成分。《灵枢·痈疽》:“中焦出气如露,上注溪谷,而 渗孙脉,津液和调变化而赤为血。”《脾胃论·用药宜忘论》:“水入于经,其血乃一成。”

(5)“津液”流行有方向吗?

答:有,津液的生成、输布和排泄及维持身体代谢平衡,主要的是通过脾的转输,肺的宣降及通调水道功能,肾的蒸腾气化,以三焦为通道输布于全身。“清者”蒸腾上升,布散全身。“浊者”下降化为尿液注入膀胱。

(6)黄芪与什么中药配伍可以调理“津液”的“流速”?

答:血为气之母,气为血之帅,黄芪具有益气固表、大补中气,当归补血兼活血,二药配伍,补益气血相得益彰,气血充足津液丰盈,自然调节津液流速。

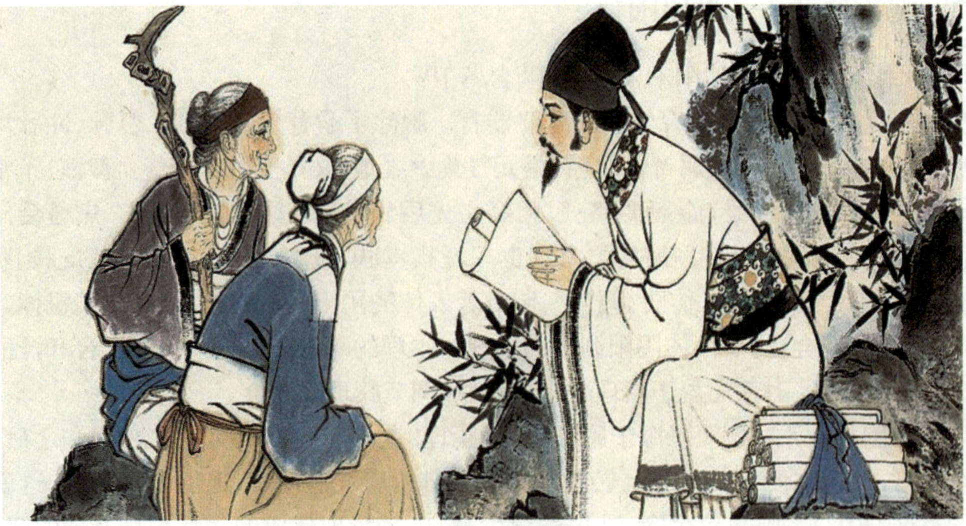

4.2.23　略谈树木、冲脉与三生万物——邱宏胜

对于树木，看得见的部分是树干、树枝和树叶，看不见的部分是树根和气孔，是树木里的树气和津液的流动。类比于人体，末学认为，树根就象是人的肾脏。树根吸收和贮藏水分、养分和矿物质等，就像肾藏精，主生长、发育和

生殖。树干的作用，是把水分和糖分等营养物质从根部输送到树身各处。而冲脉和任督二脉为“一源三歧”，皆出于肾，这三个脉的主要循行路线正好位于人体的躯干。《道德经》第四十二章：“道生一，一生二，二生三，三生万物，万物负阴抱阳，冲气以为和。”冲脉者，阴阳冲和之脉，阴阳冲和才有了三生万物，所以冲脉是“五脏六腑之海也，五脏六腑皆禀焉。”(《灵枢·逆顺肥瘦》)“冲脉者，经脉之海也，主渗灌溪谷，与阳明合于宗筋，阴阳总宗筋之会。”(《素问·痿论》)《灵枢·海论》：“冲脉者，为十二经之海”。这就是说，人体的五脏六腑、十二经络是人体的“万物”，由“三”(任督冲三脉)而生，都源于阴阳的冲气以为和。

故而，冲脉“主渗灌溪谷”，将气血渗灌到溪谷，恰如树干将水分和糖分等营养物质从根部输送到大树叉(谷)，小树叉(溪)，然后到达树叶(五脏开窍之处，以及皮肤腠理)。树叶进行光合作用，正如人通过肺和皮肤呼吸，与外界进行气体交换。树脉、枝脉和叶脉有如人的遍布全身的大小经络，连通内外表里，提供诊断和治疗的依据。

最近的一点感想，不成体系，请各位指正。

4.2.24　吕律、橐龠、呼吸与六经——邱宏胜

李师关于“格琴”的总结：这八道题引申到人体就是八篇文章，其中“胆气”又是千年未解之谜，《吕律》与《六经》更是中医重中之重。有一点提醒大家，五行是“道”的内在运作“模式”，内经讲“金木为阴阳之始终”，如何始？如何终？学习《难经》时有句话：“三焦(腠理)为元气之始终”，也就是说“元气”始于谁？终于谁？搞清这些含义五行理论才能学透，否则学的就是皮毛。

李师提示，“<吕律>与<六经>更是中医重中之重”。《内经·邪客第七十一篇》曰：“天有五音，人有五脏；天有六律，人有六腑”。景岳《类经附翼·卷二·律原》：“乐者，天地之和气也。”可见音乐乃无形之气(阳)和有形之器(阴)交合而成。“律吕者，乐之声音也。”《国语·周语》中将十二律名称为“黄钟、大吕、太簇、夹钟、姑洗、仲吕、蕤宾、林钟、夷则、南吕、无射、应钟”。其中单数各律称律，双数各律称吕，故十二律也常称“十二律吕”。

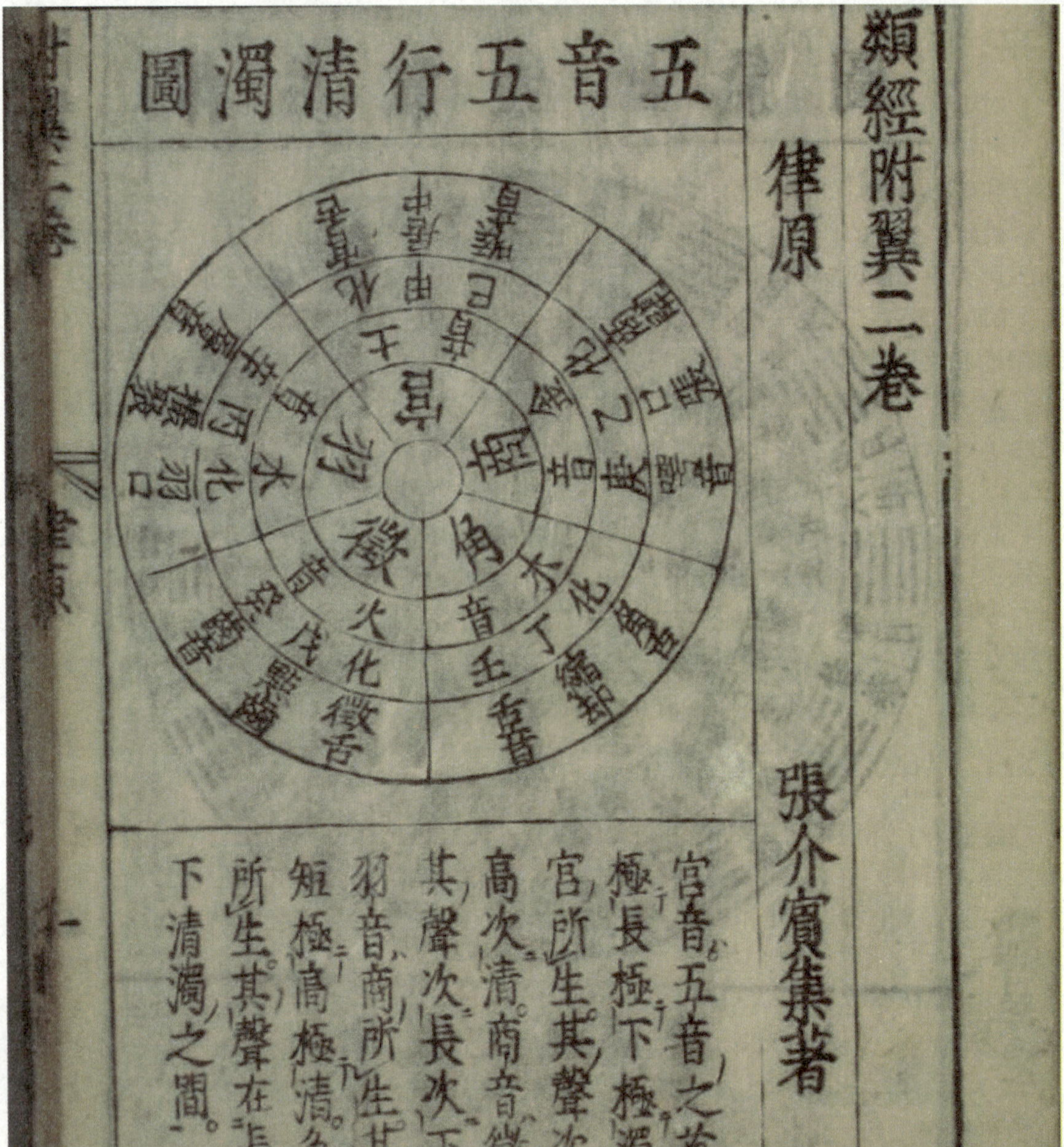

類經附翼二卷

律原

張介賓集著

五音五行清濁圖

宮音五音之首。其聲極長極下極濁。徵音宮所生。其聲次短次高次清。商音徵所生。其聲次長次下次濁。羽音商所生。其聲極短極高極清。角音羽所生。其聲在長短高下清濁之間。

五音五行清浊图

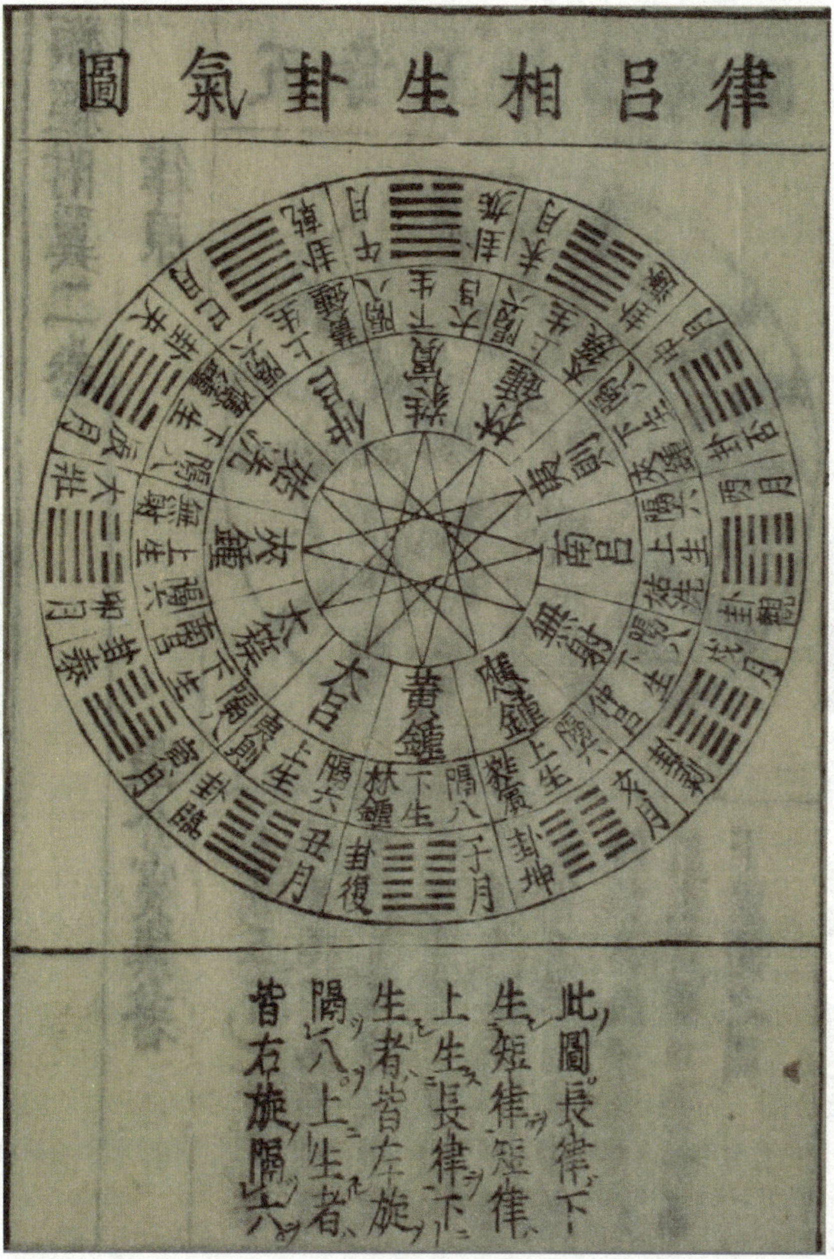

律吕相生卦气图

由景岳所绘之“律吕相生卦气图”可知，十二律吕对应十二月。其实不仅如此，十二律吕还对应十二个时辰（通过十二地支来对应，见下图），从而对应光耀千古的“六经辨证”。讨论“六经”实质，关键在于对“三阴三阳”的理解。老子《道德经》说：“天地之间，其犹橐龠乎？虚而不屈，动而愈出。”橐运动一开一阖，出现“开、阖、枢”三种状态。阴阳各有开、枢、阖，就产生了太阳、少阳、阳明、太阴、少阴、厥阴。

首先来看橐龠（tuó yuè）。橐龠是古代鼓风吹火用的器具，主要出现于战国时期。

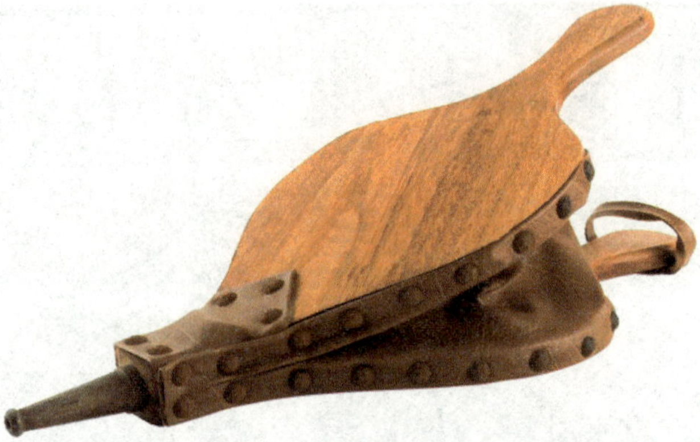

橐籥

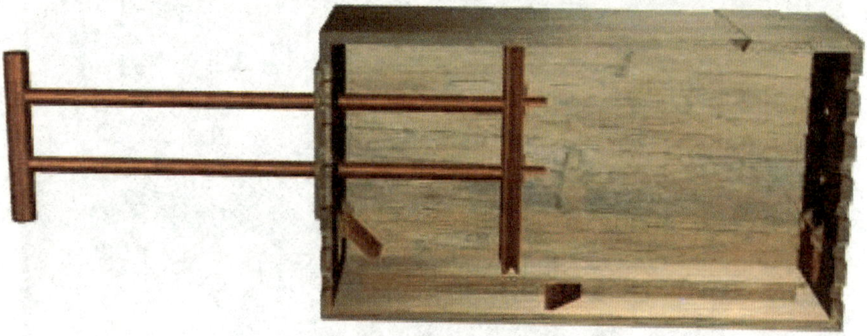

风箱

“天地之间，其犹橐籥乎？”从字面意思看，我们生活的这个大天地，就是一个橐籥/大风箱，日月更迭，寒来暑往，循环不休。对于人体来讲，进气端是又鼻皮肤（氧气经皮吸收量为肺部摄取量的 1/160），出气端是七窍（有人眼睛和耳朵可以出气）和皮肤，包括三万六千个毛孔。

活塞就是膈肌，箱体就是躯干。吸气的时候，整个胸腔（胸式呼吸）或腹腔（腹式呼吸以深长呼吸，推动全身的气液循环，使经络畅通、气液畅旺，匹配阴阳）充满了新鲜空气；呼气时，气压到了四肢，压到了毛孔。“每个毛孔就跟高压锅去掉了限压阀之后，突突突地往外冒热气，三万六千个毛孔随即在皮肤表面形成了一层厚厚的阳气的压力层，也就形成了黄帝内经里形容的‘阳密乃固’的状态”

“虚而不屈，动而愈出。”每一次呼吸都是吐固纳新，阴阳交换，身体气机也是一次革新，所以“金曰从革”（肺部毛细血管的静脉血变动脉血）。风箱拉杆（横膈肌）之往复，正如煮粥时勺子之往复，周而复始，不断推动气血之流注。

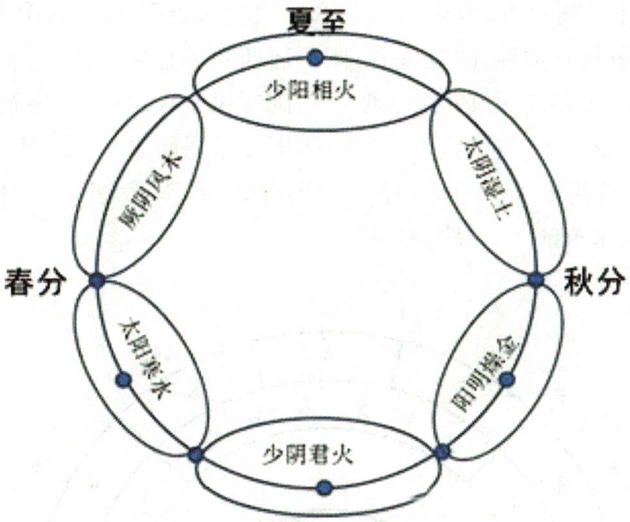

三阴三阳配六气图

《素问·阴阳离合论》岐伯曰:圣人南面而立,前曰广明,后曰太冲。太冲之地,名曰少阴;少阴之上,名曰太阳。太阳根起于至阴,结于命门,名曰阴中之阳。中身而上名曰广明,广明之下名曰太阴,太阴之前,名曰阳明。阳明根起于厉兑,名曰阴中之阳。厥阴之表,名曰少阳。少阳根起于窍阴,名曰阴中之少阳。是故三阳之离合也:太阳为开,阳明为阖,少阳为枢。三经者,不得相失也,搏而勿浮,命曰一阳。帝曰:愿闻三阴?岐伯曰:外者为阳,内者为阴。然则中为阴,其冲在下,名曰太阴,太阴根起于隐白,名曰阴中之阴。太阴之后,名曰少阴,少阴根起于涌泉,名曰阴中之少阴。少阴之前,名曰厥阴,厥阴根起于大敦,阴之绝阳,名曰阴之绝阴。是故三阴之离合也,太阴为开,厥阴为阖,少阴为枢。三经者不得相失也,搏而勿沉,名曰一阴。阴阳(雩重)(雩重),积传为一周,气里形表,而为相成也。

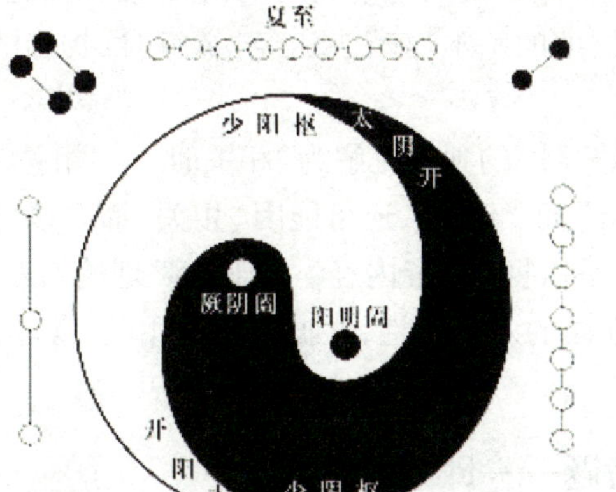

开阖枢三阴三阳太极时相图

结合上图“开阖枢”图示看，太阳居东北寒水之位，时序“正月太阳寅”，故配寒水；太阴居西南坤土之位，时序长夏主湿，故配湿土；阳明居西北干金之位，时序秋燥，故配燥金；厥阴居正东风木之位，时序属春，故配风木；少阳居东南巽风生火之位，时序初夏，故配相火；少阴居太冲之地，虽正北寒水，但与正南君火子午相应，标阴而本火，故配君火。这样“三阴三阳”与“六气”的关系就明晰了。习惯讲的“六经辨证”实质就是以“六律”“六气”为标准的辨证法则，亦可称“六律辨证”、“六气辨证”。

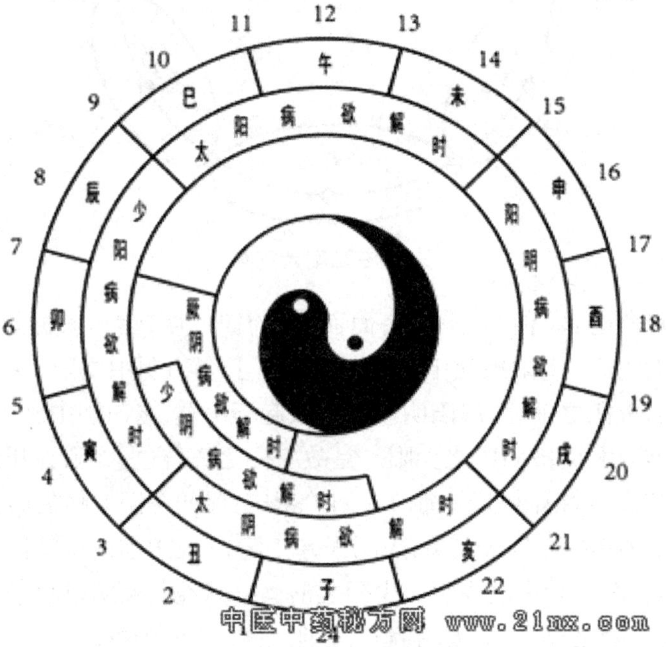

六经病欲解时示意图

橐运动产生“龠”律，开阖运动又与时间周期相关。《伤寒论》的“六经”之所以能“钤百病”，实因其遵循了时间周期的基本“律”。六经“欲解时”提出的是和三阴三阳相关的时间节点问题。

顾植山对六经病“欲解时”的独到见解为“相关时”。“相关时”不是“必解时”，可以“欲解”而“解”，也可以“欲解”而“不解”，还可能因“相关”而在该时间点出现一些症状的发生或加重。六经“欲解时”是依据《黄帝内经》“开阖枢”理论对三阴三阳的时空定位来确定的，参照“欲解时”判定证候的六经属性，并据此遣方用药，常取得良效甚至奇效，已经在临床得到广泛验证”

4.2.25 中医觉悟思考题——邱宏胜

人类进化有个“怪现象”，不知道从什么时候开始把身上能御寒的“体毛”进化没了，这个结果在生物学上是个未解之谜。

(1)没有体毛给人带来的最大利益是什么？

答案:每一根体毛都需要一条细微的神经来支配,还有一根细微的血管来供给营养。没有体毛,就“节表护里”,节约了大量的神经和血管,使之更好的调节和供给体内脏腑,尤其是心和脑。心和脑发达了,人类就成为地球之尊,灵长类动物之王。反面的例子是,遇到大出血时,常常出现四肢和其他脏器血管的收缩,减少其他组织的血液输送,从而保证心脑的血液供给。

(2)人的皮肤有“保温”功能吗?

答案:皮肤有“保温”功能。肺主皮毛,主司腠理的开合,可调节汗液的排泄。人体温度高时,皮肤表面血管扩张,汗孔张大,多排汗降温;温度低时,皮肤表面血管收缩,汗孔缩小,少汗或无汗,从而达到“保温”功能。

(3)皮毛与六经的“何经”有直接关系?

答案:太阳经(主表)和少阳经(半表半里)。答题依据:清代医家俞根初在《通俗伤寒论》[2]中提出:“太阳经主皮毛,阳明经主肌肉,少阳经主腠理,太阴经主肢末,少阴经主血脉厥阴经主筋膜。”

六经形层理论(脱胎于六经辨证)把人机体的生理及病理转变过程划分为六个阶段、六个层次,即六经形层理论。笔者正是受此思想影响,在临床上应用该理论指导推拿治疗,甚感方便实用。为了更有针对性的指导临床,笔者提出的六经形层的具体内容较“绍派伤寒”的创始人俞根初先生的最初所指有所变化。即:太阳经主皮毛、阳明经主肌肉、少阳经主腠理、太阴经主胸腹、少阴经主血脉骨、厥阴经主筋膜。例如:临床常见的颈椎病所致的肩背部疼痛,若是白日午时以前症状明显,则可以从三阳经来辨证,治疗层次不用太深,在皮、肌肉、筋膜即可,若症状在中午以后,子时以前明显,则要考虑与三阴有关,此时不能局限于颈椎局部的治疗,而要从整体出发,扶少阴阳气,祛太阴湿气,调厥阴寒热。若症状在子时以后明显,则往往和少阴主血脉、主骨有关,需要刺血和整骨。

(4)膀胱为津液之腑属于狭义“三焦”的“下焦”还是属于“腠理”。(许多动物没有汗腺,比如狗在夏天主要靠大量饮水通过排尿来调节体温。)

答案:膀胱属于狭义“三焦”的“腠理”。《灵枢·本藏第四十七》:“肾合三焦膀胱,三焦膀胱者,腠理毫毛其应。”三焦和膀胱分述,可见有所区别。

《素问·灵兰秘典论》:“三焦者,决渎之官,水道出焉。膀胱者,州都之官,津液藏焉。”故而,三焦疏通和运行津液,腠理为津液运行的道路和中转站(津液藏焉)。这个“津液”,具体到膀胱,则膀胱是尿液的中转站;具体到女性的乳房,则乳房是乳汁的中转站;具体到女性的子宫,则子宫是经血的中转站,它们的根都在“腠理”(中转站),都是“有之以为得,无之以为用”。许多动物没有汗腺,即没有腠理这个中转站,所以调节体温只能用排尿来进行。

(5)腠理层次不包括血脉(经脉、络脉)这个结论正确吗?为什么?

答案:不正确。内经理论体系中的一大特点,是借助水文来形象地比拟气血的运转。如果说谿谷可分别当做小河和山溪的话,那么十二经脉则相当于江河,而奇经八脉相当于湖海。景岳先人注《类经八卷·经络类二十一》(《素问·五脏生成篇》):人有大谷十二分,(大谷者，言关节之最大者也。节之大者无如四肢，在手者肩肘腕，在足者髁膝腕，四肢各有三节，是为十二分。分，处也。按：此即上文八溪之义，夫既曰溪，何又曰谷？如气穴论曰：肉之大会为谷，小会为溪，肉分之间，溪谷之会，以行荣卫，以会大气。是溪谷虽以小大言，而为气血之会则一，故可以互言也。上文单言之，故止云八溪；此节与下文小溪三百五十四名相对为言，故云大谷也。诸注以大谷十二分为十二经脉之部分者，皆非。）小溪三百五十四名，少十二俞，（小溪者，言通身骨节之交也。小针解曰：节之交三百六十五会者，络脉之渗灌诸节者也。十二俞，谓十二脏之俞，如肺俞、心俞之类是也。此除十二俞皆通于脏气者，不在小溪之列，则当为三百五十三名，兹云五十四者，传写之误也。）

从上文可以看出，络脉（孙络）渗灌气血进入骨节之交（小溪），经过分肉（肉分之间），会聚于谷（肉之大会为谷，即两山之间的溪流）。谿谷位于“肉”的层次，位于肌肉交汇的部位，深入及“谷”并与其相连，浅出体表见于“皮”层诸穴。从而可以推论，五层腠理由内而外是络脉、小溪、分肉、大谷、皮腠。故而腠理层次是包括血脉（经脉、络脉）的。

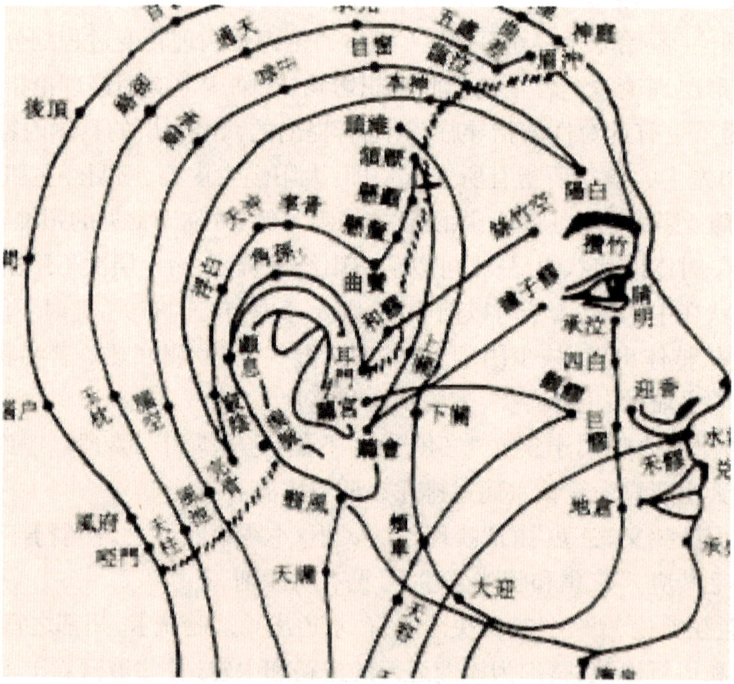

4.2.26 “有之以为利，无之以为用”随想——秦秀萍

从进3月8号写作业开始，我就把沉睡已久的《内经》、《伤寒》及有关中医基础理论等书摆上了书桌，每天忙得整天手机不离手。但是因为才疏学浅，写不出什么有新意的东西来，真是又急又愧。

老师出题中有《道德经》：“有之以为利，无之以为用。”启发我有幸有缘来到长桑君脉法24群，这不就是从无到有；进群后没有交作业，不就是从有到无；随之我发感悟后被老师加分,直接进入公益5群,这不就是一个从无到有、从有到无的很好事例吗！说明了所有的“有”和“无”都是相对的、互用的。对我本人从学习上讲,每一次的从无到有,从有到无都是一个进步和提高,受益最大的是我自己。如何让自己受益达到最大,取决于自己的学习态度、静心、努力。首先,自己的小宇宙与大气的五行相融合。如同彭子益“中气如轴,四维如轮,轴运轮行,轮运轴灵。”五脏六腑的运动协调,才能阴阳平衡、气血调和充盛。这样才能有一个好的学习态度,心静则安,才能努力学习。

我们在群里学习交流,得到老师的指导,如同正在锅里煮的粥。火大水足,米正锅内沸腾,大家正在百花齐放,忙得不亦乐乎。又联想到老师发的4幅图,第一幅画少量的木炭,是我们初期学习,积累知识如同冬天肾脏开始封藏。第二幅图如同致密的腠理,外邪不可入侵。我们群里的班长,义工为大家提供方便,服务。有问题及时纠正,没有不好只有更好。我们在群里通过交流、学习、知识面扩大、思维更新。第三幅画是我们在群里面,在老师给予了大爱,如同阳光普照,老师在群里的教导如同肥沃的土壤。我们的脉学知识将如同那树一样根深叶茂,郁郁葱葱。第四幅画是老师警示,告诫大家不要学到点东西就忘乎所以,唯利是图,趾高气扬,心浮气躁。导致心火上炎,胆火不降,肝气上逆,头晕眼花,知自己是谁,进而水火不济导致脏腑功能失调,气血运行不畅,津液疏布不利,最后如图根坏叶焦,干涸而死。

我们要在老师的引领下,打下坚实的基础,学到真正的过硬本领,造福一方百姓。把长桑君脉法发扬光大,把中华民族的国粹推向新的高峰。

随感而发,请老师指正,请师兄姐帮助。谢谢!

4.2.27 学长桑君脉诀有感——史潺

一周的时间转眼之间就过去了,大家都在热情洋溢的气氛中如饥似渴的学习、练习、领悟着长桑君脉法,兴致盎然,坚持不怠。虽然只是上了第一节课,但我仍然被长桑君脉法的无比魅力和磅礴气势所震撼、所吸引,大家纷纷发表了自己精彩纷呈的体悟,也让我受益匪浅,斟酌再三,还是决定不揣浅陋,把自己的一些点滴感悟写出来,虽错漏难免,但也是对自己的一次升华和提升！请老师批评斧正!

古人远取诸物,近取诸身,取类比象,法于自然。子在川上曰:“逝者如斯夫,不舍昼夜。”而今我们同样可以站在黄河边,感叹大自然的鬼斧神工,感叹古往今来时空飞逝。在这千年的斗转星移岁月变换之中,九曲黄河几经改道,但仍然生机勃勃,气势恢宏,为有源头青藏高原的活水不断涌来。就仿佛人体气血津液的生化源头,壶又瀑布的奔腾不息,仿佛人体的寸又脉搏的跳动不止。

要看黄河的变化,就离不开地球母亲的环境,要看地球的变化就离不开太阳系内的环境。九星悬朗,七曜周旋,在地球上就有了对应的九宫分野,就有了四时四季八风八节。所以,显然黄河不仅受到日月潮汐的影响,也受到金木水火土五星和北斗九星的影响,以及产生的风寒暑湿燥火的影响。如果把天地宇宙比作一个人,那么木火土金水五星就是他的五脏，日月就相当他的元阳与真阴，北斗九星就相当于六腑和奇恒之腑。黄河就相当于他的脉搏，当他生病了，即是灾难来临之时，黄河必然会发生各种相应变化。

宇宙大人身，故古人观天象、察地理，即知人世兴衰更替；人身小宇宙，故圣贤体证修真、返观内视，而知风起云涌星辰变幻。阴阳相贯，如环无端。其大无外，其小无内。

上古之人，春秋皆度百岁。我们这百岁之身的任何变化，都可以在脉会太渊上找到相应的滚动，或左或右，或潜或腾。都是脏腑功能正常与否造成的。无论它如何变化滚动，都逃不出长桑君的手指。

我们会发现，河道的宽窄、河床的深浅对河水的影响，河道淤积堵塞对河水的影响，源头活水的补给对河水的影响，都会造成流速水量水势的变化，相应而成大小缓急刚（猛）柔的水流表现。暑天炎热，地气上为云，天气下为雨，这种天地循环增快。黄河奔腾流逝，河水漫溢；冬天寒冷，万物寂寥潜藏蛰伏，河水亦结冰。

人之经脉亦如地之河水，受到寒暑季节变换热胀冷缩的影响，而出现春弦、夏洪、秋浮、冬沉的不同变化。脏腑盛衰直接影响人体的气血津液的生成。古人早就发现，五脏藏精气而不泄，六腑以通降为顺。每个人的"黄河"脉道受生理结构先天禀赋病理状态个体差异有别而不同，这种不同，我们在临证中应该予以重视，尤其是在干支时空结构下的先后天影响因素，古人称之为五运六气。

其中对人影响最大的莫过于太阳和月亮，因为太阳蕴含元阳之火，月亮暗藏真阴之水，是生命产生的源头。很小的时候我经常会思考这样的问题，我从哪里来，将到哪里去？生命的意义是什么？我们不禁会问，人究竟是如何而来的？我似乎找到了这个答案。自两精相搏父精母血结合，在此时空下，日月的元阳之火真阴之水下注人身，逐渐形成三魂七魄，慢慢孕养成人。坎中一点真阳，离中一点真阴。坎离相交，水火即济。阳化气，阴成形。阳气与阴精互相媾和纠缠，通过脉中的神韵就能体会出来，这就是人的起源！

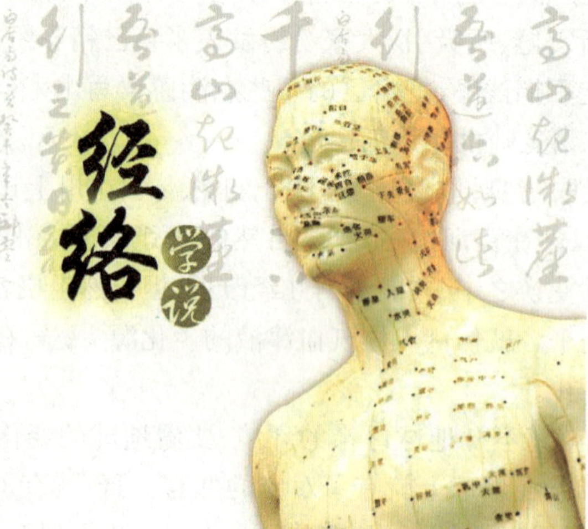

4.2.28　读《道德经》的点滴感悟——史潺

《道德经》是我非常尊崇喜爱的一部经典，每次读完都会有不同的收获和领悟。它是在周朝将亡，老子辞官西出函谷关的时候，关令尹喜向老子求道而留下的一部流传千古的修道巨著。

尹喜本是修炼之人，精通历法，善观天象，懂得望气，故有“紫气东来”的典故，他向老子问道，老子讲的也是修道的内容。只不过后世很多哲学家纷纷用哲学注解《道德经》，却少有从实证体悟的角度来理解老子的初衷。

儒释道是中华文化的三大重要支柱，其中，佛道两家在道的层面上理解非常相似，老子对“道”的表述为“无”和“有”，与佛家的“真空”“妙有”是很契合的。道家讲“有生于无”即是佛家的“缘起性空”。这里的“无”和“空”并不是虚无主义，不是大多数人理解的什么都没有、零。老子曰：“有物混成，先天地生，寂兮寥兮，独立而不改，周行而不殆，可以为天地母。吾不知其名，字之曰道，强为之名曰大。”其实老子是说出了他在修行上的体证，只有实修的人才能有切身体会。惟象无形，窈窈冥冥，寂寥淡漠，不闻其声，老子的“无”是一种变化和规律。万物之始是无形无相的，一团混沌，充满无穷的可能性，俱足一切可能，永远都在涌动变幻，永远不会停止。

岁月在流逝，时空在变幻。每时每刻都会有无数新的生命诞生，亦会有无数生命在凋零。无论是小如蚍蜉，还是大如鲲鹏，都有其生命周期和轮回。变化中没有永恒的本体，这就是宇宙最真实的样子。老子谈到自己在修炼到“至虚极，守静笃”的无我境界时，静观万象不生分别，所感受到的大道运行，我们的世界就是一个万物共存生生不息、不断循环往复的状态。

记得母亲在我离家的时候，用饮料瓶给我装了很多家里自种的绿豆、红豆、黄豆等等五谷杂粮，所谓儿行千里母担忧，她总会想着给我们多准备点吃穿的东西。随着时间一长，有些没吃完的瓶装的豆子就生了很多小虫子，有的是小黑虫有的是小飞蛾等等，我开始很奇怪，很疑惑在瓶子这个密闭的环境中是如何孕育出这些小生命的，它是怎么生出来的？是谁生了它们？又是什么在推动它们从看不到的一点点大，变成最后到处乱爬的小虫子？直到后来重读《道德经》，才找到了答案。让豆子生虫的力量，是宇宙间的一种无处不在无处不有的原动力原创力！我认为这种原创力就是道的体现。同样的天地万物的生长收藏（包括人的生老病死）的原动力，实际上就是源自于道。

“道生一，一生二，二生三，三生万物。万物负阴而抱阳，冲气以为和。”道生无极，无极生太极，太极分阴阳，阴阳化合生气灵，气灵相感而生万物，万物背阴而向阳，天有阳白，地有阴黑，阴阳互生互用，而得五行，五行之气经过生、克、制、化的相互作用，最后达到平衡状态。天道忌圆满，天下万物都是通过损益而达到平衡的。日中则昃，月盈则亏，天倾西北，地陷东南，自然之理，损益之道，阳极退而生阴，阴极进而生阳，故人应知持满，常存遗憾。

老子曰“是以圣人处无为之事，行不言之教。万物作焉而不为始。生而不有，为而不恃,功成而弗居。夫唯弗居,是以不去。”老子继而就说了上古的圣人并不会具体教化人们怎么做,而是没有偏私万物共存,秉着自然之道的思想和行为。万物不用鼓动号令,便会自然生发(生),万物长成却不是只为了自己(长),努力获取日月精华养分,最终却不会持而不放(收),这是因为它能够懂得功成身退(藏)。生长收藏就是古圣遵循的自然规律。

以铜为镜,可以正衣冠;以史为镜,可以知兴替;以人为镜,可以明得失;以心为境可以物来则应,物去不留。在人事中就是告诫我们不能居功自傲,而应该功成身退,助越王灭吴的文种,不舍富贵,终究鸟尽弓藏兔死狗烹,而范蠡则携西施隐居江湖,化名陶朱公,三盈三虚财散尽,长寿财神功弗居。同样还有帮刘邦打天下的韩信,居功自傲,惨死未央宫,而张良却很聪明,辞官修道,快活似神仙。正所谓“功成名遂身退,天之道。”

佛家常说任何事物都逃不过“成住坏空”,世上万物都被这种规律所控制。道生万物,万物的一枯一荣都渗透了道。道不生不灭不垢不净不增不减,垢净一如圆融一体。

老子的目的,就是让我们观察大自然有有无无的现象,观察缘起性空,观察各种现象的不断变化,然后破除执着,扫除分别心,进入圣人之境。圣人重视身教多于言教,因为他看破了,所有的语言都没有意义,真正的道需要自己去体悟,正是“不可说,不可说,一说就错”。圣人做事是无为的,它是一种无执着的为,就是说,虽然没有执着但还是要做,虽然一直在做但心里不生执着。这是既没有欲望,也没有偏见,但积极做事。换句话说,无为是一种境界而不是一种行为。就像学习长桑君脉法一样,只有如此才不会陷入自己执着之心下的知见障中。

真正的顺其自然是随缘不执着,但积极做事。不执着而精进积极的活着,这才是无为而无不为。无不为是行为上积极,无为是心态上不执着。“为学日益,为道日损”我们学习技能是做加法,艺多不压身,多多益善;但如果是求道,则应该做减法,减少知见障,减少自身偏私虚妄之念,以至到了最后,像老子一样,遵道而行不妄为,才能合道而生,化身为道。

老子谈到想要认知世界的本质,就必须要达到“无我”的状态,由术及道。抱元守一,炼神守精;抟气至柔,通达无碍;玄鉴明镜,心无杂念;天门开阖,闭门可知天下事,通晓古今天地四达。所以一个人能够去除外界的障碍,精神内守妄念不生,没有高下之分,不存得失之别,以身为道,达到无我的状态,这时将合道而生,达到天(道)人合一的无我状态。

“孔德之容,惟道是从。道之为物,惟恍惟惚。惚兮恍兮,其中有象;恍兮惚兮,其中有物。窈兮冥兮,其中有精;其精甚真,其中有信。”《道德经》讲的就是道的本体与载体,“道”就是本体就是空性,所以大道不死谷神不死;“德”代表道的载体,是道的重要容器,无德者便无道,故道家尊道贵德,悲天悯人,主张行善积德。世人皆知眼见为实,认为肉眼可辨的事物才是最真实的。却不知道眼耳鼻舌身意六识的局限,老子用他实修的体证告诉我们,只有修炼到恍惚入定打通内外,达到浑然一体的状态后,你才会看到除了物体之外,还有象的存在,而这虚幻的象才是物体本来的样子。透过象还能感受到精气(能量)的变化运行,如此才能观察到真实可信的万物的情状。

老子多次强调守中之道。“上善若水,水善利万物而不争”,“夫唯不争,故天下莫能与之争”世俗的道理知道得越多,越容易使自己迷惑,陷入知见障,困于其中,不明大道,如一叶障目而不见泰山。所以需要破执守中,守住那种清明宁静的精神状态,安住在下丹田,不要忘了自己的元神。天地有天地之中,宇宙有宇宙之中,人心有人心之中,理事有理事之中;得其中,执而守之,守而勿失,便入道矣。守之可应天地之中与宇宙之中,得到人心与天心合一,及人心与道心合一之境界,因之而神化万千也。故欲问古圣知道什么,往往他自己都不知道自己懂什么。但他懂得守中之道,懂得按照规律去办事。仅此一项,就可以应对万事万物纷繁复杂的变化。

芸芸众生,世间万物,苍天庇佑,厚土泽被,无缘大慈,同体大悲,天地大德,天下为公。虚心实腹,弱志强骨,置身度外,恬淡虚无。老子曰“非以其无私,故能成其私”这句话用在李树森老师身上再合适不过,正因为老师大公无私,想要为国家为民族甚至为全世界的人类谋福祉送健康消灾解难,故拿出家传绝学公开授徒,甚至举办不为名利劳心劳力的公益讲座!所以任何圣人都有他的使命,在信仰群体当中,我们称之为“信愿行”。信就是自己的信仰;愿就是这辈子要做什么样的事;行就是行为。圣人有信愿行,但他没有私欲,而是利益众生惠泽万物,所以他的愿望都能达成。

朝闻道,夕死可矣。我相信一切都不是偶然,一切都是最好的安排。因为因缘际会,让我接触到了长桑君脉法,李树森老师处处都给我们透露一种随缘处世的法则,不用刻意追求结果,但是心有所专,不执着于具体的得失,而是心存宏愿,顺势而为,自然相应者甚众,人心所向,众又烁金!

天有三宝日月星,地有三宝水火风,人有三宝精气神,而老子说他有三宝“一曰慈,二曰俭,三曰不敢为天下先”,这是老子的大智慧。大慈大悲,勤俭宽广,大智若愚,和光同尘,不露锋芒,低调而自在,像一粒尘埃归于大地,像一滴水珠融入大海。只有明心见性,守住空性,才能身心有处安放;只有少私寡欲,扫除执着,才能远离纷扰常乐清净。

不怕念起,只怕觉迟,愿众生都能明心见性,离苦得乐;生命无常,随缘应世,愿世间能无为而治,国泰民安;智悲双运,生来俱足,愿我们都能像老子一样得大快乐大解脱大自在!

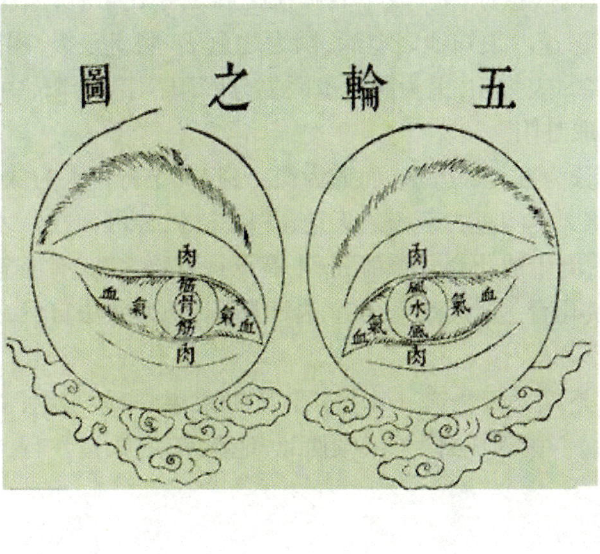

4.2.29 学习长桑君脉法的所思所悟——史潺

看完黄河壶又瀑布航拍的视频，黄河的波澜壮阔汹涌澎湃，再次让我的内心震撼不已，久久都无法平息。黄河的那种恢宏磅礴的气势，百川争流的盛大场面，还有那瀑布下水雾飞溅形成的彩虹，让我不得不被大自然的鬼斧神工绚烂多姿所折服！壮哉！黄河之水天上来，奔流到海不复回。而在一旁观望的游客渺小得如同蝼蚁一般，亦让我感叹人类在大自然面前是多么微不足道，敬畏之情虔诚之心油然而生。

由黄河的翻腾滚动汇聚于壶又，再由壶又直下，被两侧河道所约束，壶又仿佛就是一道关隘，有“一夫当关，万夫莫开”之勇势。这就像寸又脉上的关位一样，守险要之势，故血脉多急多紧。而关前为寸，血脉就像壶又之上的分散而大的汇流聚集一样。关后为尺，血脉亦如黄河之水溢满河道，深邃而沉稳。同气相求，六腑与天气相通，五脏与地气相应。故六腑为阳，五脏为阴。十二经脉是人体气血运行的通道，在分肉之间，筋骨之外，皮肉之下。经脉贯通上下，沟通内外，连络脏腑。阳在外阴之使也，阴在内阳之守也，阴阳脏腑互根互用，故阳腑受病，脏阴必然难以安身。六阳经就像是六腑的使者，充斥着六腑溢满的气血。血得寒则凝，得热则行。就像黄河之水受到四季寒暑的影响而变化，冬天寒冷则凝涩，暑天炎热蒸腾空气湿润。六阳经与六腑合二为一，六腑发生变化，寸又脉上，六阳经滚动也会随之变迁。李老师一再给我们强调黄河，是希望我们能从自然之理、黄河之道领悟到自身血脉运行的道理。

李老师告诉我们，“滚动脉”都是由于久病引起，其病因为脾气虚为本，肝气虚为事实。脾土为后天之本，为气血生化之源，如大地一般承载生育滋养万物。故素问说脾为孤藏，中央土以灌四傍。脾主统血，固摄血气，以防血溢脉外。脾为阴中之至阴，故阴中含阳。肝为罢极之本，其华在爪，其充在筋，以生血气，其味为酸，其色为青，此为阳中之少阳，通于春气。肝藏血而具长养生发之机，对人之气血有疏泄、调节的作用，故能疏浚脉道以利血流。脾气虚则气血生化乏源亦不能固摄，肝气虚则爪枯筋萎疏泄失司，势必影响脉道的充盈流利。此二者是“脉滚动”形成的终极原因。故李老师说把脉之要在于脏，如侯脾脏应沉取，因为脾如土德一般仁厚宽广深邃。须知地之愈深，阴为之愈盛，阴盛至极，阴极生阳。阴中有阳则能升，阳中有阴故能降。表为阳，里为阴。里阴复分阴阳，则沉为阳，中（上）为阴。故曰“表取为腑，中取脏阴，沉取脏阳”。

古人将天下生灵分为五类即五虫，而人为倮虫，归属土行。人为倮虫之长，身不过七尺，寿不逾百年，竟能与悠久莫测亘古至今之天地，并称三才，原因何在？才者，德能之称。苍天有庇佑覆护万物之功，有生成化育之德能；厚土有承载万物之功，有滋养泽被之德能；而古有真人能提挈天地，参赞化育，至人淳德全道，合于阴阳，圣人效法自然，处天地之和。故能恬淡虚无形与神俱。

《易经·说卦》：“是以立天之道，曰阴与阳；立地之道，曰柔与刚；立人之道，曰仁与义；兼三才而两之，故《易》六画而成卦”。天倾西北，地覆东南，天道左行，地道右迁，人道尚中。

通过法天地以正己身、尊时令而守中位，知常明变，开拓进取，建功立业，顺天知命。人道可以与天道、地道会通，人道应遵天道、地道而行。天道酬勤，自强才能不息；地道势坤，厚德方可载物。

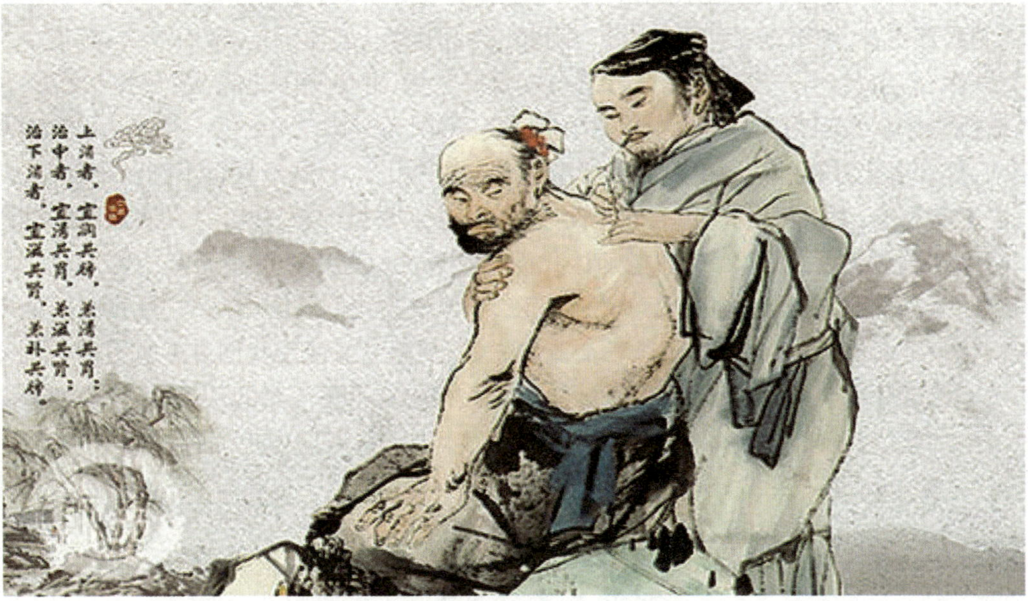

4.2.30　记学长桑君脉法有感——史潺

每次老师讲完课我都要反复思考良久，细细揣摩老师说的每句话的意思。老师简单的话里每每蕴含着天地至理，振聋发聩，让人深思。在人身这个小宇宙里面，气血沿着十二正经，从寅时肺经开始，按照"肺寅大卯胃辰宫，脾巳心午小未中，申膀酉肾心包戌，亥焦子胆丑肝通"的流注顺序运行一周，我们称之为大周天。而老师说到的任督二脉正好是小周天的构成部分。古人遵道而行不妄劳作，日出而作日落而息。万物负阴而抱阳，人也不例外。古人在辛勤劳作的时候，面朝黄土背朝天，故把向阳的背面称之为阳，把负阴的胸腹称之为阴。而后背正中为阳之盛也，名为督脉，为阳脉之海总督诸阳。督脉起于下极长强，上升入脑，阳升至人身最高之头部，诸阳会聚于此，阳之极也。阳极则生阴。胸腹正中为阴之盛也，名为任脉，为阴脉之海总管诸阴。其与督脉在面又交汇在龈交和承浆，直下归于下焦会阴之源头，此为阴之极也。阴极生阳，复沿督脉上行。

任脉主血，督脉主气，阴降阳升，如环无端，一气周流，此为小周天。气功养生里面有一个鹊桥相会，即舌顶上颚，沟通任督二脉，使全身经络接通，上下之气通畅。常加练习，可疏通气血经络，清爽头脑，强健体质，还能产生唾津，徐徐咽下，以资肾水，妙用无穷。

饮食水谷入胃化生气血津液等精微物质，人体三焦腠理是气血津液运行的通道，肉之大会为谷，肉之小会为谿，分肉之间，谿谷之会，以行荣卫，以会大气。上焦如雾，中焦如沤，下焦如渎。元气，为人体最根本的气，是生命活动的原动力。元气根于肾，肾与膀胱相表里，故元气通过下焦膀胱别入十二经脉而达于五脏六腑。三焦通行元气于全身，是人体之气升降出入的通道，亦是气化的场所。故三焦有总统诸气，总司全身气机和气化的功能。故《难经》说："三焦者，水谷之道路，元气之所终始也。"

任脉为病，脾为阴中之至阴，如果胃阳不足不能与脾阴相合，二者失去协调，又外感寒湿二气，则阴邪更甚，则水湿无法运化，湿为阴邪，易袭阴位。湿浊不化，聚而成痰，故汇集于下焦男子内结为疝气，女子发为瘕聚。同理可知督脉为病，肾为阴中之阴，亦为水火之脏，肾中含有真阴真阳。太阳为开，阳明为阖，少阳为枢。太阳为三阳之开，主一身之表，为病邪出入门户，外邪袭人，始太阳。如果膀胱之阳不能与肾阴相合，膀胱经气得不到肾阳相助，外受六气之湿寒影响，太阳首当其冲，脊背寒凝不解，寒甚则收引拘急，故督脉发病，脊强反折。

短短四周过去了，从第一节课老师让我们领会黄河贯穿古今纵横千年的恢宏壮阔的气势，从中明悟到脉中线滚动的寒热意义；到第二节课教会我们脉图的画法，让我们把抽象的脉象转化为平面符号，从此便开了脉学交流之先河；到第三节课给我们讲了脉滚动与六经的对应关系以及脉滚动的本质，让我们对脉学的天人相应有了更深刻的认识；如今第四节课结束，又让我们学会了任督为病的脉图和诊断，让我们可以用之于民应验于临床。

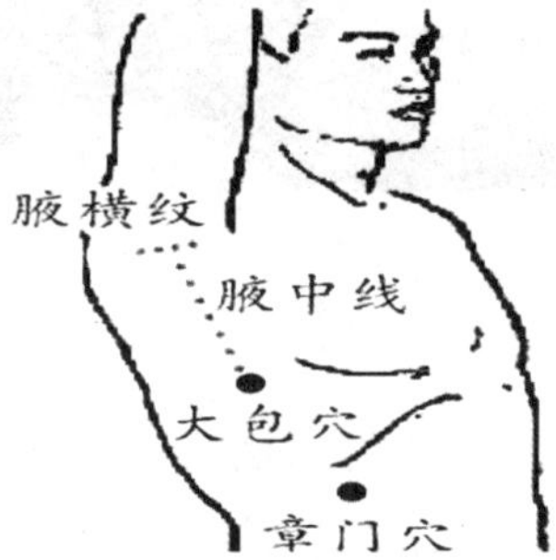

4.2.31 缘起长桑君脉法有感——史潺

人身难得今已得，东土难生今已生，佛法难闻今已闻，此身不向今生度，更待何生度此身。这是对投身为人，生在神州华夏，闻见正道佛法实属不易的感慨和劝慰世人及时学佛修道，趁着今生为人超度此身，超脱轮回早登彼岸。当今末法时代，鱼龙混杂，正法难闻。身为中医学子，寻寻觅觅寻寻，因缘际会终遇李师。李师博古通今，慧眼如炬，正见正行，内圣外王，心存慈悲。千载难逢指路明师，如此良师今生不追随更待何生！

其实入世就是修行，红尘不忘炼心。修行不过关，心仍有涟漪，谁知嬉水者，如如不动心。如今中医式微，百姓疾苦难言，含灵巨贼遍地是，苍生大医何处寻。今有李师传医道，脉法精微至理含。无上甚深微妙法，百千万法难遭遇，我今见闻得受持，愿解桑君真实意。

人为万物之灵，秉受天气之气而生，是天地钟灵毓秀之宠儿。此载道之躯，已蕴道迹，人不自知。六道轮回，需要积累多少世的福德才能投身为人。中华神州大地上流传着神传文化，在人间修行更容易圆满，是所有想修行提升的生命必须要来的地方。不入苦海，怎得无涯境界。人生苦短，任何事物都逃不出成住坏空。庄子说“吾生也有涯，而知也无涯。以有涯随无涯，殆已。”所以李师并未教给我们庞杂的知识，而是打破我们的常见陈规，引领我们悟道，重读经典，领悟古圣先贤之言，执一而御万千。道不远人人何远之？这正是我所追求的。

南师曾言及河车运转，气通八脉，大小周天。是指气机通行任督，运转河车契合于大小周天，是静坐和修道之始筑基。依此修证可达到色法空，色即是空忘身无我的境界。识得性命本元，可与后天之身心炉鼎分离与和合。此身此心能分能合，最终涅槃破碎一切，神机回转达到空即是色的境界，即可真空起妙有，一切般若智慧与神通都来了。庄子在《大宗师》谈到与道合真的修炼境界“堕肢体，黜聪明，离形去知，同于大通，此谓坐忘”可见一斑。古人修道都是在体证实修，即可返观内视，通晓气血运行经脉隧道，至细至微达到“芥子纳须弥，袖里藏乾坤”的境界；又可发动中脉，引申上下通于无际，自然呈现“万里青天无片云”的晴空境界。

李师为我们传道，真正的脉法来源于天地之道，是认识天地人的不二法门，这就是《道德经》说的“人法地，地法天，天法道，道法自然”。脉道即是自然之道。天道实，地道虚，天道倾，地道毁。每一个字都值得深思。学好脉法，明悟大道，可以见脉知病，见微知著，见机而作。古有伏羲仰则观象于天，俯则观法于地，观鸟兽之文与地之宜，近取诸身，远取诸物，于是作八卦，以类万物之情，以通神明之德。今有李师能谨察色脉情志以通神明之德。追随李师，是与圣人同行；相应李师，是与智慧相合。李师启发我们做觉悟者，让我们不再迷惘，就像佛陀在普度有情众生，谆谆教导。李师的大觉大悟，大智大慧，深不可测。这让我对李师升起的信心就如同对佛法的信心。

自性自度，凡事求诸己。最终都是要靠自己的，师父领进门修行在个人。更多的功夫在于自身。此心具足，不假外求。人身有天地，自性蕴莲花。感恩，一切都是缘！一切的当下因缘和合都是奇妙的美好的。以此缘起法。向内求修身正己，向外求随缘顺道。老子说，至虚极守静笃，就是向内求；佛说心外无法，内求则圆满无碍；外求则起心动念，刹那生灭终究成空。

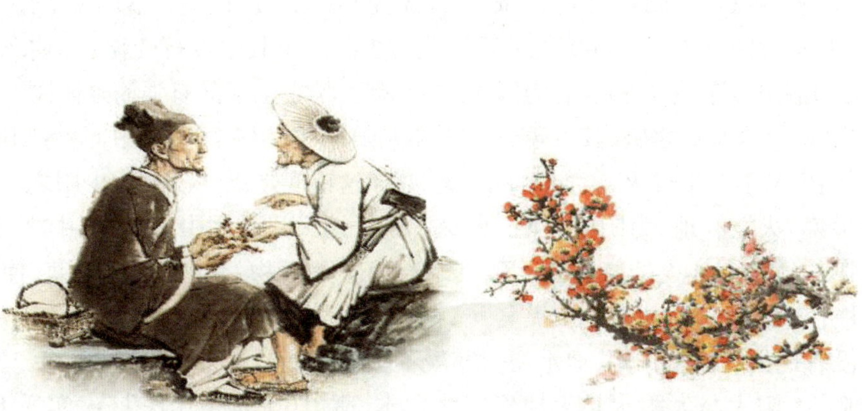

4.2.32 记学长桑君脉法有感——史潺

这几日思悟老师所言所行,学习师父煮粥,甚至梦里还会梦见老师煮粥悟道的情景。

老师说"相应则吉",如何相应呢?我想起了佛门的修炼中有一种观想法,万法唯心,只要不断的常作观想,自会有无穷的功德和效果。如在打坐中观想世尊,想象佛祖的光明金身,被光芒照耀,想象佛菩萨的大慈大悲,大愿大行。以此来同化己身,净业消灾,心开菩提,化身诸佛。长期如此,菩萨的慈悲就会感染影响到自己的言行,这就是一种相应。相应是建立在一种完全信服和恭敬的基础上,发自内心的接受和以身同化。

在宇宙时空当中来看,这个道冲是无时无刻不在的,它独立运行而不改,周行而不怠。这个宇宙如一锅粥,是谁在推动它运行?就是道冲,道冲一至分阴阳,阴阳划分,清轻上浮为天,重浊下沉为地。天地示人以水火,地气上升为云,天气下降为雨,天地交媾,即地天泰,故能化生万物。

所以师父说煮粥悟道是相应圣贤走圣贤路的唯一方式,因为圣贤是通过这种方式来悟道的,只有用身心去向圣贤靠齐,感悟圣贤的悟道过程,寓于平常中的一些常人忽略的小事,细细体会格物致知,与圣贤共鸣。樵夫观棋烂柯砍柴悟道,老子体悟阴阳煮粥悟道,可见道不远人,道就在身边,就看有没有用一颗七窍之心来观察体悟。

师父通过煮粥这种方式让我们明白格物致知,知行合一。只有诚意正心,先致良知,而后知行合一才能与师父相应共鸣。

师父用小米煮粥,小米色黄属土,锅底文火久炖,水土合德而成粥。师父以勺子代表"冲气",一遍遍从下往上推,我们观察到随着勺子向前推动,粥沿勺子向两侧后方分开流动。阳为主动下行,阴被动上升跟随。二者循环不息周流不止,随着勺子前行而形成一个动态平衡。勺子前面是负阴抱阳,为太极的阴仪,阳动阴随,阳不断往下走,阴不断上升补充。在人体表示阴经上行(人直立双手上举的体位)。当粥流到勺子后面阳尽阴生,阳归于阴,此为"戴阳归阴"就是太极的"阳仪"。在人体表示阳经下行。

前侧代表肝,肝藏魂主升,为厥阴风木主动运化,风,可以转化为热,火借风威;火,可以转化为风,热极生风。阴阳互生互济,阳之反面为阴,阴之反面为阳,所以"厥阴之上,风气治之,中见少阳",即是风气以厥阴之模式运化而少阳寓于其中以行变化。如果没有"冲气"的推动阴阳无法相互转化调和。肝为罴极之本,有筋膜之至柔又有强筋之阳刚。

少火生气,肾为水火之脏,其中蕴含真阴和元阳,少阳相火寓于其中,阴得阳助而不至于过寒,阳得阴生又不至于过火,就如地心之火,亦如这锅底之火。没有这少阳之火,米无法煮熟。张景岳说"火之在地,为阴中之阳,非少阳呼?"地火只是阴中之火,阴中之火为"少阳"而非为太阳。地水有地火的氤氲才不致其寒凝而寂灭万物,否则"水性本寒,使水中无火,则其寒必极,寒极则亡阳,而万物寂灭矣"。

如果没有地火的氤氲作用,地水便会寒凝不化而不能孕育万物,这是内因。道无迹以水火示人阴阳,太阳火与太阴水是天地形气之根本,所以(天地)阴阳升降,实质上是水火升降,(天地)形气相感,实质上是水火相济。所以天地“造化之权,全在水火”,是惟太阳火之阳气与太阴水之阴气上下升降而已。如果阳气不能下降,阴气不能上升,阴阳之气不能相互为用,就不会有天地一体,也就不会有万物的化生,这是外因。只有阴阳互根互用,内因外因共同作用,冲气以为和,才会有万物的化生。

阴中有阳,阳中有阴,太极图中间的曲线为道家修道气功的有和无之间。有无相生,寒热相移,阴阳相化。所谓似守非守、似想非想、似睡非睡、似醒非醒,就是老子在道德经说的”知白而守黑”的位置。

亚圣彭子益说“宇宙之气,春温夏热秋凉冬寒,此五行之气运化之常也。人受天地之中气以生,得五行之气之全,万物得五行之气之偏也。身半以上火气所在,身半以下水气所在,身半之右金气所在,身半之左木气所在,上下左右之中,太极之气土气所在也。水火之交济,木金之升降,中土之旋转,与造化之气无殊也,故身半以下候冬气,身半以上候夏气,身半之右以侯秋气,身半之左以候春气,身之正中以候太极之气。太极之气左旋则升而化阳,右转则降而化阴,天人一气也。”万物始于气,气在天为风,在地为神。所以人受风寒暑湿燥火六气和丁壬木、戊癸火、甲已土、乙庚金、丙辛水五个阶段天干地支合化的相互推移的影响,而出现五行的偏盛偏衰,五行不合失其德。

后侧代表肺,肺合皮毛为阳明燥金,肺藏魄主肃降,通调水道。金曰从革,“阳明之上燥气治之中见太阴”阳渐尽阴渐生,燥金与湿土慢慢被动转化,阴阳往复再生。皮毛腠理,磎谷之会,肾水化生。魂魄合抱而为神,心主神明。位居上焦,为五脏六腑之大主。中焦土脾胃运化水谷精微随脾气上升布散濡养全身,中央土以灌四旁。“上焦如雾”,形容上焦主布散水谷精气,如同雾露蒸腾。“中焦如沤”,形容中焦主腐熟水谷,化生精微,如同沤物浸渍。“下焦如渎”,形容下焦主排泄水液和糟粕,如同沟渠水道。

在人体的动脉血流是主动出发,流经全身,通过静脉被动回流,在心脏完成交汇和相生。经脉和络脉也是同理。“道生一,一生二,二生三,三生万物。万物负阴而抱阳,冲气以为和”。锅内“粥”自成天地,混沌一片,波澜不惊,冲气一至阴阳分,二分周流动静显。负阴抱阳阴经升,戴阳归阴阳经降。道冲为和气精媾,天地相交水火济。

伯乐说九方皋“得其精而忘其粗,在其内而忘其外。见其所见,不见其所不见;视其所视,而遗其所不视。”师父煮粥论道,意在传授阴阳之道,动静流行,冲气为和。而不在于米之品种多寡,无论柴火燃气,无论大小锅勺。列子学射三年的故事让我们懂得:办事情不仅要知其然,而且要知其所以然,掌握它的规律,明白了为什么能做到,以后才能做的更好。只有自觉地按规律办事,才能真正会做,做好一件事。煮粥虽小,但是其理深其意趣其智博其慧广。可见煮一锅“好粥”不易。孔子言七情而知中庸,这个喜怒哀乐爱恶惧,全都是人的一种分别执着所产生的。我看到这个人生起了喜欢之心,看到那个人产生了不喜欢之心,这个喜欢和不喜欢就是分别。如果你进一步去执着,喜欢的就想去占有,就想去爱慕,得不到就非常痛苦,这个就更加地执着了,引起了自己的痛苦。这个都是没有明了事实的真相所导致的。古人说”发乎情,止乎礼”。这个就是告诉我们回归到悟性之正,不要偏离中和中庸的状态。故佛陀早就给世人说法，消除分别心出离心执着心，修得菩提智慧，这样怨憎会爱别离求不得才不会困扰己心。

在宇宙时空当中来看，这个道冲是无时不刻不在的，它独立运行而不改，周行而不怠。这个宇宙如一锅粥，是谁在推动它运行？就是道冲，道冲一至分阴阳，阴阳划分，清轻上浮为天，重浊下沉为地。天地示人以水火，地气上升为云，天气下降为雨，天地交媾，即地天泰，故能化生万物。

系辞传中说到“生生之谓易”又说“天地之大德曰生”，说明了天地生化万物，它的本能就是“生生”就是“变化”，以天地自然现象来讲，如日升月恒、朝夕晴雨、春生秋实、沧海桑田。

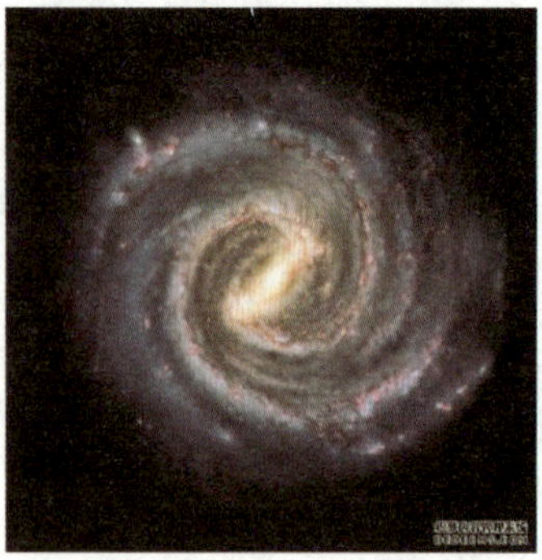

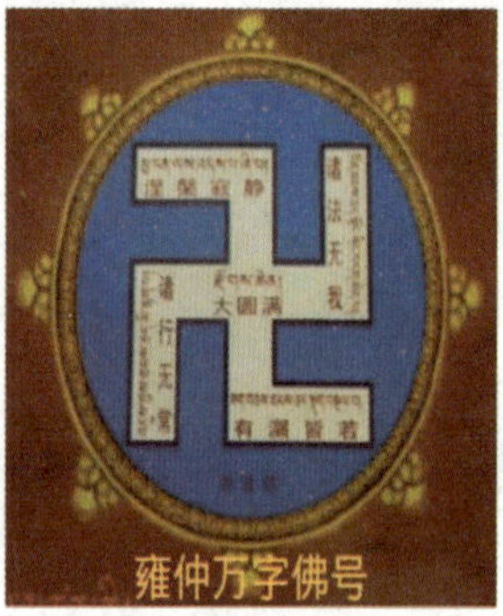

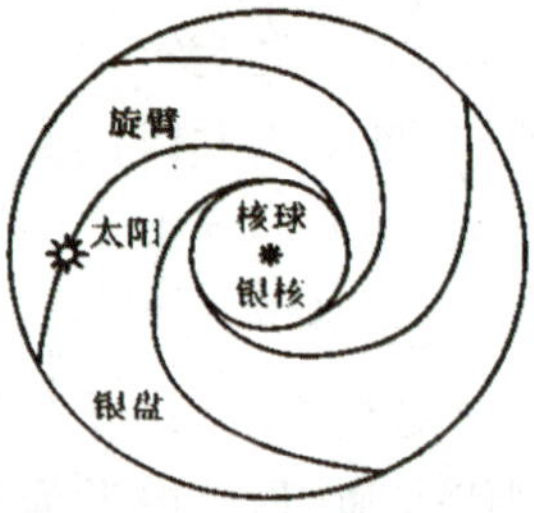

银河系结构(俯视)示意图
davinchy.blog.163.com

4.2.33 肺主治节——施明

通过李老师几个月来的思考训练，我已经明白到“气”的重要性，例如粥勺前后的阴阳，是为气带动，使前后呼应，阴阳互生，阳动阴随，动静相应。又如三间室房子的“有之以为利，无之以为用”，再如大自然的谷、谿，再放大到人体腠里。这些题目，皆与“气”有关。

“气”是无处不在，触不到也摸不着。自然界里，虽然看不见「气」的存在，但无论在草木、人或动物、昆虫、细菌等，都依赖气来维持却生命，孕育生命，是让生命继续生存的基本元素。没有了“气”，我们都不能生存，何来有机会谈生育，传宗接代便是飘缈了。所以生命体是“有”，是把“无”据为己有，才可以生存下去，这是“有与无”，“利与用”的关系。

“有与无”，“利与用”可以应用于很多不同的事与物。我小时候体弱，所以习武术，我也弹古筝。这两种“术”是完全无法融合的，但是却有着共通点，大家都以“气”来完美演绎，完美发挥。来美后没有找到武术师傅了，时而命也，我却遇到一位老师傅，跟他练习陈式太极拳。陈式太极拳特点就是“刚柔并济，快慢相合，以缠丝劲为中心”的拳术，它可以内练精气神，外练筋骨肌皮。开始时师傅讲很多正确动作的结构，例如立身正中、肩肘拳、腰膝踝要同一个平面，虚领顶劲……虽然有武术根底比较易上手，但是有些术语是没法理解，因为练外家拳时也没听过。因为好奇心使然，我买书…… “武林秘籍”，网络查找资料，最后找到的答案，就是要身体上下处于“气”通，松沉柔静。例如招式中，通常欲快先要慢，欲左先要右，欲动先要静，因为静是动的起点，是阴转阳之关系，其实是为了调整呼吸、调整体内的“气”

之准备运用，气调得不好，打出来的拳是虚的。关注呼吸的同时，动作也要配合，全身上下，要做到“一静无有不静，一动百骸皆动”，“节节相随，节节气通”，吸入的气要传到足，再运用足底到地面反弹上传到想要动的肢节，这其实是很好的“肺治节”的理解，治节，就是交接之地要通顺。正确来说，吸入的气要从又鼻入膻中，下 传到丹田，再传到腿上经络，胯、膝、踝、足底，然后借地之反弹力，从足底、到踝关节、膝、胯、脊椎、肩、肘、腕、到指（拳或掌）。是要求上下相随，节节相通，就等于“肺：治节出焉”，因为肺主气，气能疏通水流之行。明白发拳当中的道理（利），以后每一招一式可以运用（用），才可以做到眼到心到、心到意到、意到力到，自己的套路，招招都含有着精气神。肺出之“气”，是联系到人体大谷十二分，小谿三百五十四名，让卫气不留止，邪气无以客也。这是肺治节的目的。

又如古筝，属弦乐，弦线是丝线包裹着金属线，所以它声音好听。记得古筝老师教导，要弹得好听，音色要清楚，而音色清楚是要有爆发力的。爆发力包含指力，也包含气力两个部分，也是节节传递的。爆发力要做得好，先要蓄气化力，膻中出发，传到腰，再上传到肩、臂、肘、前肢、腕关节、掌到手指。曾经按摸过北京一位有名气的歌唱家，她唱歌发声时，是运气的，小腹是实如钢铁的，当时不懂，她解释道，唱歌体内的气，必从丹田出发，这样声音是洪是实的，感觉既沉又稳。这是“肺治节”，是“通”后才可以“应”“用”这也能表现出“肺者，相傅之官，治节出焉”，即“肺”犹如丞相一样，辅佐君主（心），主一身之气而调节全身的活动。其实弹古筝也是“肺从革”很好的例子。

“肺于五行属金，金曰从革”，怎样解释？这个要先谢谢李老师，给我的思考启发！其实这个问题想了很久，也不知道怎样理解，假如没有李老师的启发，我真没有办法解释下来，也想不出解释的例子和方案，所以我情愿迟交功课，也绝不会欠交，感谢老师。

“从革”，我认为必须先分开两个字来理解，然后再合起来思考。“从”意思是顺从。象是太极推手，对方来的势有多大之力，我就要回以多大的力量，即阴平阳秘，否则自己会被对方克制住；对方来的方向，我要顺从，即阳动阴随，这样才能做到引进落空，时而待发，即阴阳转化，否则双方也占不上优势，双方也克制不到对方，双方也只能打死拳是没有意义的，因为推手练的是“智”而不是力。“革”应该解作变化，因变化而改革。合起来便是要先顺从外来因素，改变自己以适应之。好像兽皮要经过很多工序后才能成为皮革，是变化后之所得。也好像弹筝时，我的手指用多大的力量，琴弦便会回应出相应的音量，即强弱。即触弦时用的爆发力，声音便响亮刚强，用的轻柔之力，声音便柔微。这是钢弦顺从我给的力量，然后发出相应的不同声量音质的效果，即是音色的强弱洪微。角度、位置的不同，音质也有不同的变化，这是弦线“从革”后的结果。要自己的音乐奏出来好听，也不是死弹的，而是应该要活弹的，否则只有律，没有节。例如，乐曲要表现澎湃的激情，声音要干脆利落；要表现轻快的喜悦，音律要有跳动感；要表现悲哀的，这个是最难的，因为要先有外来的悲哀的刺激，然后才有悲伤的情感，即音乐中要有阴包阳，阳包阴，既含糊又清楚，既清楚又含糊的感觉。所以用同一个琴、同一组弦，我可以演奏出高兴的、悲伤的、活泼的、激动的、诗情画意的曲调，或许一百个人弹同一个琴，同一首曲子，也可以出现有一百种不同的韵味。这就是“金从革”，是牢牢顺从，变革自己以适应外来的环境。就如肺吸入寒气，便会控制毛孔小肌肉收缩、发斗生热；吸入热气，毛孔小肌内放松，然后汗出散热。是肺主皮毛的表现。

我们可以唱歌，可以说话，唱出高低不同的声音，讲着不同的方言、字句，全依赖肺把气上冲，撞开音箱的开叉，音箱受着控制下，音箱开叉的便会出现不同形状，气经过不同形状的开叉，便发出不同的音调，也就是我们说话能讲出不同的声音韵律。所以“金从革”是一个顺从外来影响，作出改革以相应调整的行为。

其实，老师问的古代“黄钟大吕”，我认为是“黄钟”生“大吕”，“大吕”生“太簇”……意即上下相生，上下相随。即是第一个音为固定音（黄钟）后，到出现下一音时，例如“宫、商、角、征、羽”的宫到商，商到角，应该是等值音频差距，所以“黄钟、大吕”，意味着上下相生，上下相随，生生不息的关系，但是，每个八度的音，都是重复的。即第一组宫商角征羽完了后，又出现高八度的另一组宫商角征羽，即内经所言：“从一到九”，九为尽头的意思，然后又回到一，这是下一组八度音，所以九而九之，九九八十一虽然无穷无尽，却又要以归本源。层层递进，上下相生，好比我们的经络系统，脏腑关系，阴阳和五行的关系。而这个“以归本源”，好比我们用鼻子吸入空气，经过心脏的主导，吸入的气与体内浊气，在肺中交换，然后又用鼻子呼出浊气，一个接一个的呼吸，不继运行，每个呼吸却又回归本源。

肺主通调水道，朝百脉辅心行血，促进水液输布和排泄，怎样理解？我认为气与水液，息息相关，“气为血之帅，血为气之母”，气的输布也依赖血的运载，才能与各脏腑紧密结合沟通，所以体内各种津液，都与肺有关系。肺处于胸中，开窍于鼻，是唯一一个器官，内与各器官，外能与大自然沟通，内外相结合，这是生命延续最重要的地方。

因为中医思维有限，如若解答不周全，唯望老师和前辈们多给意见，希望我每次思考都有进步，谢谢。

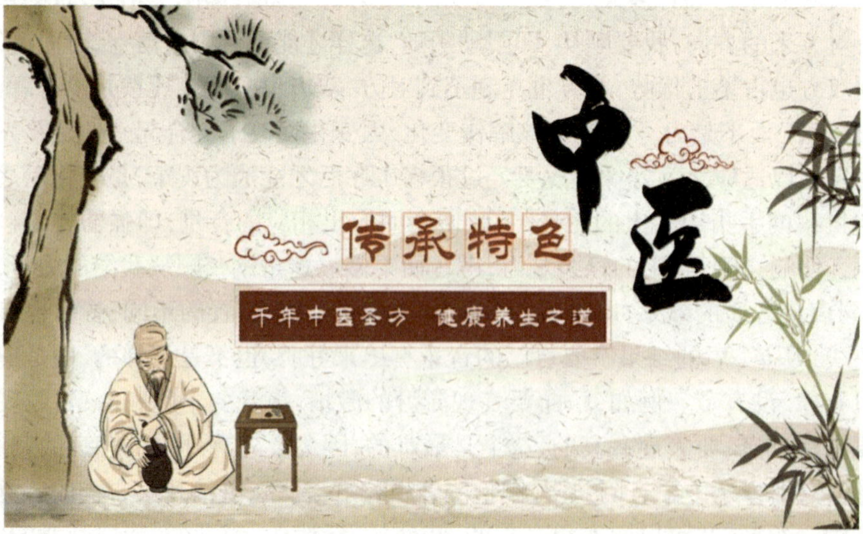

4.2.34　古筝、格物感悟——施明

通过这次对古筝的“格物”大家又学到了中医的什么理论？

琴弦出现松弛改变，导致琴声“音准”出现刺耳和降调，所以人老了，声音会比年轻时低沉，因为气虚，导致脏腑下垂！

人的“音准”与五脏中“谁”的关系最大？这个我在写呼吸感悟还没完成，但是上个学期读人体解剖学时，书写的是C3-C5神经直接联络膈肌，收缩放松来让肺呼吸，所以我以为既然与神经有关，应该是肾与音准有关，因为肾主骨生髓，髓连脑海，肾开窍于耳。真的设有想过是肝的作用，也没有想过肝胆经循行路线，是我的疏忽。“肝，胸阔运动为主动，肺呼吸为被动。”

我的书写的正常运动性呼吸，颈神经（靠近喉），C3-C5，直接联系膈肌。吸气时，刺激膈肌收缩，膈便向下展，另外，外肋肌、胸小肌、胸锁乳突肌、斜角肌合力使胸腔扩大，随即肺内压下降，吸引体外空气冲入肺，这时膈以下脏器都在受压迫。呼气时，膈肌放松，膈下各脏器彭回原形，加上腹部肌肉施压使膈回复穹形，同时内肋肌收缩，把胸肋、剑骨向下拉，加大胸腔内压，把浊气挤出。我不知道名字翻译对不对。

我考虑少了一点，还没做到抽身，以旁观者的角度，借书本上知识，再投入中医思维！曾经读过肺与肾，是茶壶和盖子的关系，所以这次是也加上了自己的偏见了，不够客观。

人除了语音之外与“琴声”有关的是什么？老师的答案是：六经。《内经》素问热论篇：“人之伤于寒也则为病热，一日巨阳受之，故头颈痛、腰脊强；二日阳明受之，阳明主肌肉，其脉侠（同夹）鼻络于目，故身热目疼，而鼻干不得卧也；三日少阳受之，少阳主胆，其脉循胁络于耳，故胸胁痛而耳聋；三阳经络皆受其病而未入于脏者故可汗而已；四日太阴受之，太阴脉布胃中络于嗌（咽喉），故腹满而嗌干；五日少阴受之，少阴脉贯肾络于肺，系舌本，故又燥舌干而渴，六日厥阴受之，厥阴之脉循阴器而络于肝，故烦满而囊缩。”经络受病入于府者，故可下而已，此《内经》论六经相传之次第也。

记得以前老大夫说过，听到卖佛教器具店敲出的铜器声（我忘了那器具叫什么名字），说：“声音传到肾了……可惜杀气太大……”。我觉得很玄，把这话记住了。今年农历新年去庙，见到一个比我高大的铜钟，我想，小的钟声我感觉不到，这个超大号铜钟，应该能感受到老师所说的五声，于是便跑上钟前，等待别人敲响，我在其后感受感受。铜钟敲响当时，我感到肝区震荡，然后那个震荡上行，直入耳内，与内经所言一样：『其脉循胁络于耳』。当时我想到的是肝，没想过是胆！所以那个砌图砌不出来，不知道那个钟声到底属肾还是肝，现在知道了，应该属胆，下次再去那个庙，要重新感受其震荡。幸好那时候敲钟的人们都不懂内功，假如他们都是武林高手，太极大师，我可能真的聋了！不过，建庙的人可能想到了这点，所以大钟放置于夹窄的小塔内……

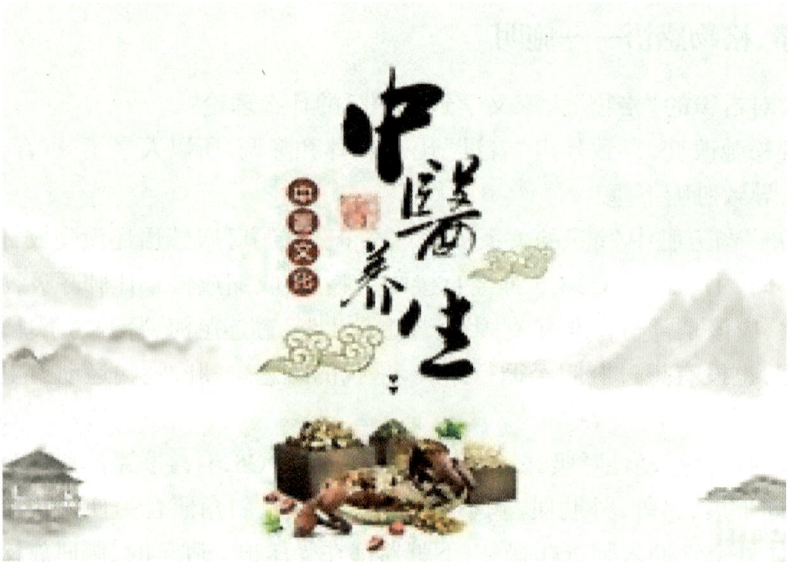

4.2.35 “神”“魂”“魄”——施明

想一想，远古圣贤经过一生追求对天地觉悟后，面对普通人会出现如何讲中医哲理和实用技法的两难抉择，为什么呢？因为讲哲理要看听的人是否有很深的文化底蕴，讲技法没有理论又不能让人信服，“三焦”就是这样原理。内经有个特点就是面对一个理论时用的词越少，这个里面的哲理就越多，大家思考一下“两精相搏为之神，随神往来为之魂，并精出入为之魄”，其中“神”“魂”“魄”是什么含义？三者什么关系？三者中“谁”来自“祖先”？

内经所言的“神”是有几个不同的意思。《灵枢·小针解》“上守神者，守人之血气有余不足可补泻也……神者，正气也。”这里很明显指出“神”为血气所化生，为有质之物。《素问·八正神明论篇》“帝曰：何谓神？岐伯曰：请言神，神乎神，耳不闻，目明心开而志先，慧然独悟，又弗能言，俱视独见，适若昏，昭然独明，若风吹云，故曰神。”这里所讲的“神”，是有着独到敏锐的目光，是智慧、聪明，意识清晰，精力充沛，能见于人之不见，能悟人之不解，像风吹云散一样，豁然开朗，心中道理，井然明朗。人的理解、领悟能力，是与人的聪明和智慧分不开的。因此，这个“神”，是指精神活动意志方面的神。《素问·天元纪大论篇》“故物生谓之化，物极谓之变，阴阳不测谓之神，神用无方谓之圣……道生智，玄生神。”万物的产生，皆因天德与地气调合，阴阳结合有所变化而生，发展到至极，会发生质的变化，阴阳变化莫测亦谓“神”，可通晓掌握万物的阴阳变化称圣人。在掌握阴阳变化的过程就形成智慧，而“神”就是从无极中产生无尽变化。这里的“神”所指的是认知能力。

《灵枢·本神》“天之在我者德也，地之在我者气也。德流气薄而生者也。故生之来谓之精；两精相搏谓之神；随神往来者谓之魂；并精而出入者谓之魄”。天之德下降，地之气上升，使阴阳相交合，万物才有化生的条件，人才能生存。人之生命的原始物质，叫做精；父母的精交媾，结合而成的生机，叫做神。《灵枢·天年》“以母为基，以父为楯；失神者死，得神者生……血气已和……神气舍心，魂魄毕具，乃成为人。”父母的精，像天德地气一样，一阴一阳，相互结合，产生变化，而成为一个有活力的生命体。一个人要是没有“神”，就没有生命迹象，只要有神，生命才能延续。“神”由气血交合而成，居于心，心居于五脏六腑之中，君临天下，四面八方，故心为神之主，包含着核心统治，故内经有云，五脏皆藏“神”。《素问.灵兰秘典论》“心者，君主之官，神明出焉。”故“神”的功能，是统治行为，包括精神上的观察思维和反应行动，也代表着智慧和强弱。《素问·阴阳应象大论篇》“愚者不足，知者有余，有余则耳目聪明，身体健强。”但是，“神”还是需要有“魂”和“魄”相伴，才算得上是完整的生命，因为生命还需要有思维和活动。

“魂”是受“神”的支配，主管精神活动，思考思维，犹尤如现今的DNA功能，来源于先天的精，预先储存对外界认知的信息、应变方法，以及时反应外来或内在的刺激，跟随神气往来的一种精神活动，提供相应的行为方法，属于人的心理活动范畴。《灵枢·本神》“随神往来者谓之魂”。神的活动，都是或往或来，“魂”都是参与其中的，相伴左右。没有“神”，“魂”亦不会存在，没有“魂”，“神”也会散乱，两者都不能独居，如朱熹说：“会思量计度底便是魂……魂随乎神，故神昏则魂荡。”

“魄”是先天的形体的行为、感觉和动作，是包含精神意识活动，例如初生婴儿会哭会吸啜。朱熹：“能记忆辩别者，魄之为也。”魄者，盛则耳聪目明。魄者谓出也，故人之形体体态、耳目聪敏、动作敏捷度、行为反应，皆由“魄”所管治。《灵枢·本神》“并精而出入者谓之魄”。是形体动作的出入。其对外界的认知、耳目感受功能、肢体动作，作出相应的行为。朱熹说：“会记当去底便是魄……知识处是神，记事处是魄”。“魄”的功能作用于记忆、视听等，尤如神经系统，以视听感觉功能，接收外界的刺激，传送信息，神有指令，再由“魄”作出相应的肢体动作行为反应。朱熹：“见于目而明、耳而聪者，是魄之用，能动能作，痛痒由之而觉也。”

《灵枢·本神》“故生之来谓之精；两精相搏谓之神；随神往来者谓之魂；并精而出入者谓之魄”。意味着“魂”与“魄”皆随“神”的诞生，就与之俱来，但是彼此不能独立存在，机体死亡，魂魄也消亡。《灵枢·本神》“肝藏血，血舍魂……心藏脉，脉舍神……肺藏气，气舍魄”。“神”居于脉，乃属精微所化生；“魂”居于血，血为阴液，故其性属阳；“魄”居于气，故属阴；因为血舍“魂”，故血足则魂安；气舍魄，故气足为有魄力。朱熹说：“人之语言动作是气，属神。精血是魄，属鬼，发用处皆属阳，是神。气定处属阴，是魄”。故随从神气往来的精神活动，叫做“魂”，包含先天信息，后天经验的精神意识；从乎精的先天本能活动，叫做“魄”，为先天所得，本能感觉、活动反应谓之“魄”；故精气相交、先天所得谓之“神”。

“神”“魂”“魄”三者皆出于精微，而三者之别，则为“神”为灵慧，为聪锐，是统领。“魂”为思为量，发用思维变化，调控精神思想。“魄”为动为力，为体为形，负责感觉、反应动作。因阳主运用，故“魂”能发用出来；阴主受藏，故“魄”能记忆在内。

4.2.36　高级伤寒班内经晋级思考题——许宏杰

（1）什么叫五脏虚？什么叫五脏实？

答："脏者，藏也，言人之神气之舍藏也。"五脏虚应指所藏神气少；五脏实指所藏神气多。

（2）肝血虚，肝阴虚，肝气虚，肝阳亢上，肝瘀滞，肾阴虚，肾精亏损，肾气不足，肾气不固，肾热，肾寒，肺气虚，肺气不固，肺寒，肺热哮，脾湿热，脾气虚，心血虚，心阴虚，心气虚，心血瘀，以上按照五脏虚实辨证如何分辨？理论依据？

答：依据：气少则寒，气多则热。脏气少为虚、为寒、阴实；脏气多为实、为热、为阴虚。那么，五脏虚有：肝气虚，肝阳亢上，肾精亏损，肾气不足，肾气不固，肾寒，肺气虚，肺气不固，肺寒，脾气虚，心气虚，心血瘀。五脏实有：肝血虚，肝阴虚，肝瘀滞，肾阴虚，肾热，肺热哮，脾湿热，心血虚，心阴虚。

（3）明显又苦胁痛五脏何脏为虚？

答：明显又苦胁痛应是肝气盛，则肝阴虚，因水不生木，答为肾脏虚。

（4）往来潮热时肝和肾是实还是虚？

答：肝实肾虚。

（5）腠理的筋膜在什么情况下会诱发皮肤病？

答：筋膜属肝，当肝风过盛反侮肺金时会诱发皮肤病。

（6）运用"泻南补北"法时，肝、肺二脏谁是"热症"谁是"寒症"？

答：肝是热症，肺是寒症。

（7）"泻南补北"的"泻南"是"泻小肠热"还是"泻心火"？

答：泻心火。

（8）"泻南补北"的"补北"是"补膀胱"还是"补肾阳"？

答：补肾阳。

4.2.37 "治"与"节"——许馨月

李老师讲：一棵大树，树根的"须"是水的源头（须生在土里），一年要经历春夏秋冬，水要经过树木中各种"关节"升到"树梢和树叶"，最大的"节点"是什么呢？果实累累回到土里。

李老师问：用什么放方法才能达到治与节？

李老师在对蓝爱东评语里第5点指出："治"是指对溪流的发源地进行疏导。先找一下之前文章里的"溪流的发源地"。

李老师评语：道法自然，请大家最好到三江源的山沟里体验一下那种头上的云雾和雨露，脚下的潺潺流水，这是黄河的发源地。如果说"治"是指对溪流的发源地进行疏导，那么肺是一定是参与对这个发源地的"治"的，因为《素问·水热穴论》第六十一岐伯说："肺者太阴也，少阴者冬脉也，故其本在肾，其末在肺，皆积水也"由此可见肺为水之上源，其本在肾其标在肺。"肺、肾可积水而成水病，这里讲的就是肺通调水道的功能。临床上均已治肺以利水"和"通调水道与其相关的病症有：癃闭，遗尿，水肿等症。

老师说“节”的无形含义是阴阳转化的“节点”，有形的含义，如产妇临盆就是人最大的“节”。一年要经历春夏秋冬，我个人理解，无形的阴阳转化最熟悉莫过二十四节气：立春、雨水、惊蛰 、春分、清明、谷雨、立夏、小满、芒种、夏至、小暑、大暑，立秋、处暑、白露、秋分、寒露、霜降，立冬、小雪、大雪、冬至、小寒和大寒这些都是无形的大自然阴阳转化的”节点“。人类与大自然相应，人的身体在随二十四节气的改变而改变可归类于无形的“节”。还有人体内脏腑对应的十二时辰亦是无形的阴阳转化的节点。老师又问：用什么放方法才能达到治与节？在老师公告 2 群邱宏胜里有提到并给出答案：全身到处是溪谷，冲脉也有无数支，其中调节溪谷和冲脉的方法就有：针，药（我认为也可以是艾灸）为什么呢？我们还要仔细阅读老师说的：水要经过树木中各种“关节”升到“树梢和树叶”。看见的树叶和看不见的树枝与树叶之间的“隙缝”为腠理。“豁”即“溪谷”为全身小分肉的“缝隙”，此为“金生水之地”。之前老师提到过的“……肾主生殖，肾气不足‘溪谷’先寒。”故艾灸也可以达到很好效果的”治”与“节”。

现在大多数人喜欢冬天到天气温暖的地方度假，当一个人从一个寒冷的环境到达一个炎热的环境后，其身体会立即产生无形的阴阳转化。对于这些人恐怕“冬吃萝卜，夏吃姜”就不会管用。更不能套用“冬病夏治，夏病冬养”的方法。也许有可能也是为什么现代的中医治疗效果比较古代的有差异的原因之一吧。有形的“节”：人饿了要吃饭，吃完饭后就不饿了；还有之前群里其他同学们讲的，便在欲排未排时也是”节“；老师讲的入睡的片刻也是“节”；人在面临死亡的刹那间亦为“节”，当生命体征完全停止之后埋葬归土。这里老师是否在暗示我们：生命（“谷神不死是为玄牝”）的产生离不开肾（树根），繁衍生育后代之后子孙满堂（果实累累）后生命也即将结束（谷神欲亡）。

最后入土为安（相应老师说的果实累累回到土里）。其中树每年经历的春夏秋冬亦是人类每年必经之历程。让我们重温这两张图片：谷神欲亡的树枝，与谷神不死是为玄牝的树枝。

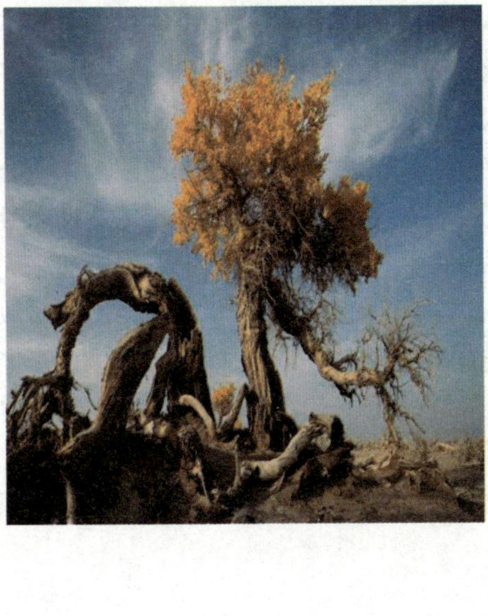

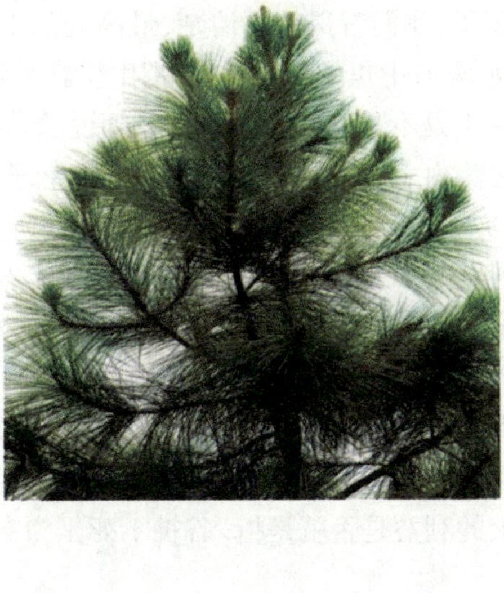

4.2.38 感悟“人体是三间室的房子”——许馨月

三间室的房子在中国农村的平常百姓家里最常见。百姓也最喜欢这句话：家和万事兴。 三焦对应三间房，三焦为无为房间的“空间”，皮囊腠理为墙壁为有；同样的墙壁，有的墙壁粗糙透风漏洞，有的墙壁光滑密致均匀；同样的房间里的“空间”里的“部件”（五脏六腑），有的“部件”已经损破，陈旧，摆设歪斜，不“中”用了；有的“部件”则干净整洁摆放有序，各司其职；

《灵枢·营卫生会第十八》黄帝曰：善。余闻上焦如雾，中焦如沤，下焦如渎，此之谓也。

黄帝说：我听说上焦的作用是升华蒸腾，像雾露一样弥漫，灌溉全身，中焦的作用是消化饮食，吸收精微，通过脾的传输，以营养全身，像沤渍食物一样使之变化；下焦的作用是排泄，它就像沟渎一样把水液糟粕送出体外，三焦的情况就是这样。

大家看这张图片，图片里也有上、中、下三焦。迎合了李老师的评语/建议如若想真的领悟“道法自然”，请大家最好到三江源的山沟里体验一下那种头上的云雾和雨露，脚下的潺潺流水…

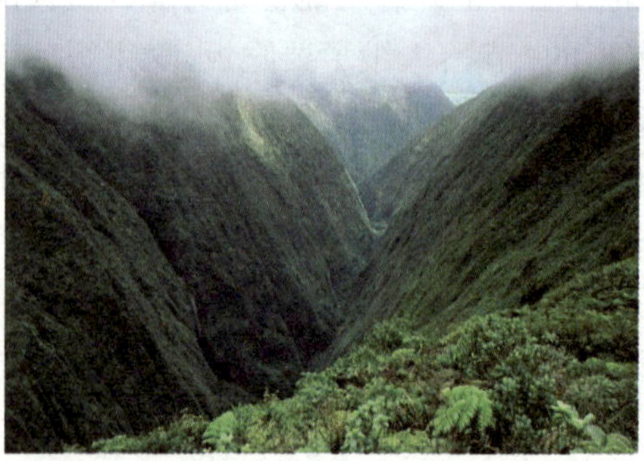

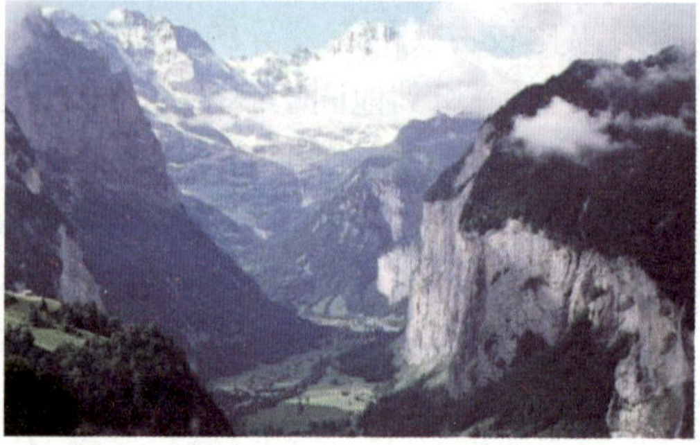

李老师独慧用心的让大家“煮粥论道”，还一再让学生们继续煮粥悟道。我再一次认识到了煮粥的重要性。三焦就象是一个煮着粥的锅。李老师煮粥的时候没有盖盖，试想下，如果盖盖了，我们看得就更清楚，最高处的上焦，水气升腾以雾化的形式会在锅盖上留下“雾露”（水珠）；中焦的粥在冒泡，粥由生到煮熟，犹如水谷精微变化成气血以备供养全身，大家读到这里是不是又联想到了李老师说的《内经·痈疽篇》里提到的“溪谷化生”（津液合调变化而赤为血），而这个谷字除了迎合了老子的名言：谷神不死是为玄牝（pin 是一种雌性的鸟或兽，亦或指女人），更有粥亦为“谷物“所煮而成；而中焦离不开下焦的火（阳气）来完成气血的生化，故，李老师再次把“内经言：北方黑色，入通于肾，开窍于二阴，藏精于肾，故病在谿。肾主生殖，肾气不足‘溪谷’先寒。”这段话连同照片展示在学生们面前，这里，李老师再次提醒下焦中肾为重中之重。同时，胞的位置亦是处于下焦，这时李老师又提示学生们——胞，乳房，睾，直接关系到人类的繁衍，就生命来说，生育后代是最大“利益”。

李老师接下来紧接着就提出了一个非常大的问题“人最大的”利益“是什么”？那么这个最大的利益是否就是指“谷神不死是为玄牝”？

如果说三间房就是一个家,有了家,就会安了,“安”字的象形是屋子里面/下面有一个女人。有了女人才能繁衍后代——生育孩,“孩“是子和亥,十二地支里的“子”与“亥”正好对应了十二经络里的胆经和三焦经。老师提到三江源的山沟时特意加了最后一句:这是黄河的发源地,老师是否在暗示我们这才是“母亲”和“生命”的源来? 也就是“谷神不死是为玄牝”?

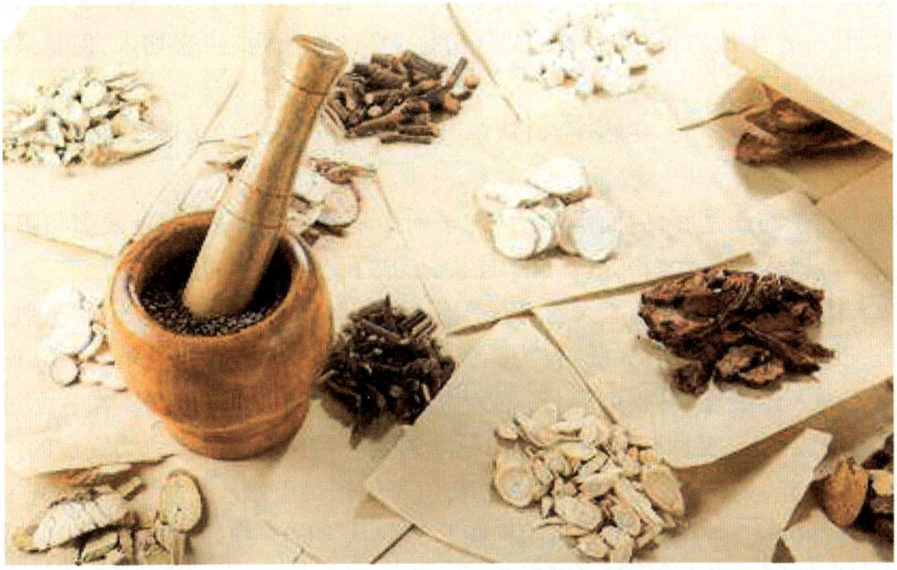

4.2.39　从“信愿奉行”谈“相应则吉”及脉法学习——王红玉

长桑君脉法学习结束已有四天,不知不觉接触长桑君脉法一个多月了。这一个月的学习里,由半信半疑进入学习群,到感兴趣,到感动,到惭愧,到愿望能跟随李老师学习。短短几十天,既有脉法的进步,也有心路历程的变更,难怪李老师说“由脉悟道”! 不由想起,导师曾说:“学习的第一步,就是建立信心”,唯有信心建立,才能对师者的指教信受奉行,获大利益!

李老师开篇即强调“人生苦短,相应则吉”,我至今才体会到老师的良苦用心。《素问·金匮真言论》云“非其人勿教,非其真勿授,是谓得道”,《素问·气·交变大论》又云“得其人不教,是谓失道,传非其人,慢泄天宝”。老师有至宝,欲授之于人,而如何择其人而教,是为师者的重大选择。孙真人也训诫,要做“苍生大医”,勿为“含灵巨贼”! 越是至重之器,其掌握者的选择越需慎重! 欲得其人,唯有相应! 欲能相应,必先相信!

现在有网络学习,十分便利,老师传授至宝,完全公益。莫将易得作等闲,课后勤谨践行,反复思索,反复纠正,方能变成自己的东西。自学习此脉法以来,已无时间翻看朋友圈,无时间浏览新闻,一有空闲,便在学习。《道德经》说“上士闻道,勤而行之;中士闻道,若存若亡;下士闻道,大笑之,不笑不足以为道。”可能自己还不是上士,但至少不能成为下士,唯有认真,才不愧于师于己。

4.2.40 金曰从革——王红玉

第六次课结束后，这个春节便与以往有些不同。看到各群纷纷出现优秀的悟道者，越来越多的人获得加分，甚至有的直通提高班，我又羡慕又着急，自己写的感悟不好，求着非医学专业的先生试着写一篇，希望自己能开窍，却仍然没有从中悟道什么，才明白了悟道修行在个人，他人帮不了你的忙。这些日子，反复思索，是不是自己以前的认知障碍了？怎样打破，重塑新观？我一直想从“冲气是什么”、“气精化生”、“阴阳两端”来切入，但是最后一个个都难产了。

可是，就在昨夜与今晨，突然“金曰从革”在我面前杀开了一条道。直觉的感悟到我从“金曰从革”会有所得。

老师说“勺子前面是肝，后面是肺”，“勺子前面是负阴抱阳，后面是戴阳归阴”，前几日老师讲述了“金曰从革”，它们突然就自动连接，形成了一串完整的链。

金，在人体包含肺（太阴经）、大肠、胃（阳明经）。肺为华盖，喜润恶燥，居五脏六腑最高点，法天幕，以肃降收敛为用；大肠、胃为腑，以通降为用，故说“金曰从革”-（革，皮革，肺在体合皮，皮毛为人体最外层，收束周身；革又为刑罚，引申为肃降收敛）。在煮粥过程中，勺子前推，两边形成回流，又回归到勺子中心，这个过程就是由金的从革之力完成的。

冲气从胞中起，为躯干最下端；肺为华盖，位于躯干最上端。一上一下，一升一降，中土在中间斡旋。冲气从下向上，形成“负阴抱阳”；肺气从上向下，形成“戴阳归阴”。如果没有肺的肃降收敛，就不能形成“戴阳归阴”，那么就无法形成“阴包阳”的和谐状态。这一点，对我来说是突破，以前我只注意到了负阴抱阳，对上热下寒的理解过于片面。

肺金为阴金，故喜润恶燥，失其滋润，则肃降收敛能力下降。冲气上冲相对太过，形成心肺阴虚的寸上脉。这时好比勺子推动太快，粥液往前冲出，甚至溅出锅外。“阳明之为病，胃家实是也”，腑不通降，金不能从革，冲气无收缚之力，阳气上升太过，不能敛降，出现白虎汤证、承气汤证等。

四季中秋应金，秋气肃杀，天地容平；一日之中，日晡时潮热为阳明病，就不难理解了，“阳明病欲解时，从申至戌上”的意义也就十分了然；从一生看，五七阳明脉衰，金的功能下降，出现更年期综合征等症。肺燥失职，有清燥救肺汤之类；胃肠通降失职，有承气汤类。

起床后翻看老师的“金曰从革”答案，“金曰从革就是指阳明具有‘阳尽阴生'、‘左升右降'的本性。即‘阳明之上燥气治之中见太阴'这一过程是在被动‘顺从'中实现的阴阳往复的再生”。其中“阳尽阴生”，我理解有二：1. 肺居高位，阳气从下上升，至肺为最高点，是“尽”，物极必反，阳尽而阴生；2. 六经太阳为开，阳明为合，阳明与太阳交界处为阳气上升势能最大值，这又是一个“尽”，达到顶点后阳气开始收，也是阳尽阴生。

这些认识，打破了我以往对“阴虚火旺”“上热下寒”“上实下虚”等的观念。老师说“神明自得”，大概这是我自觉有一点点自得吧。只是往日基础薄弱，认识还是非常有限，内心着急，且诚惶诚恐再交这篇，请老师指正！

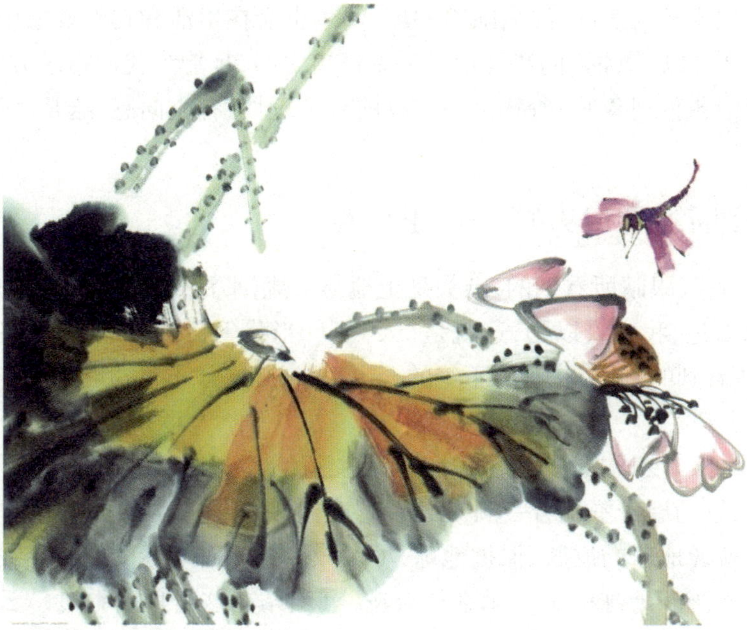

4.2.41　由煮粥悟道延伸的"从高速堵车之思维脉象"——王红玉

大概是近来习惯性思维煮粥之道，于是日常中，也更多的感悟出一些东西。今天返城，进高速后不久就开始堵车，原本 100~120 km/h 的时速一下就变成了 0~3 km/h。三道的高速道路，最外侧原本是应急通道，这时也挤满了车辆。坐在车里，不由就想起这不就是脉道吗？

正常情况下，车俩按照规定速度在路上穿梭，一辆辆迅速驶过车辆就好像是脉中流动的气血。这时都在可行驶道路运行，基本不占用应急车道。在正常情况时，气血往来流利，脉中无有涩滞，脉体充盈度适当，位置中正。

当出现事故等导致堵车时，堵车处及后段车辆逐渐壅塞，慢慢地越来越多的车驶入应急车道。这时好比人体出痰、瘀、湿等淤滞时，气血壅塞，流通缓慢，壅塞处压力增大，体现在脉中为相应脉鼓起膨大，甚至脉与脉道模糊不清，这时就出现了脉滚动、浊脉、视动等。老师说右关圆隆，指下感觉僵硬混浊，为胆固醇增高；左关则为脂肪肝。胆固醇高、脂肪肝都是因体内浊物（痰湿瘀血等）增加。那么当这种脉象出现在其他脉位，同样也提示相应部位出现了拥堵。

这时恰当的处理方法为交警指挥疏通后来车辆，清走事故车辆，后来车辆耐心缓慢行驶不抢道。如果前方事故车辆占道未挪移出干道，后方车辆又加塞抢道，那就只会导致越来越拥堵，甚至交通瘫痪。这对我们的治疗思路有提示，当人体浊物增加，出现道路不通畅时（这时可能显现为虚弱，就好比事故前方车流量竣减，看起来似乎气血不足），如果补气血，就会出现"上火"，"虚不受补"，犯虚虚实实之戒，而应以通法为主，如活血化瘀祛湿化痰清热等等下法，清法之类。

中医是一门取象比类的医学，我只限于知道，偶尔也会在生活和自然现象中体悟，但是方向感是混乱的。老师以“煮粥”向我开示了一条悟道之路，且能为我们指示方向。我感觉现在在观察自然界中各种现象时，所感悟的比以前有条理性、有方向感，这是因为有明师指导的缘故吧。

4.2.42　空中观云再论“金曰从革”——王红玉

当我坐在地面时，我眼睛所看到的，低头是土地与河流，平视是空气，仰头才是天空。天空中的云层离我那么远，我一直以为，这就是“天”了。当我坐在机舱里，随着飞机，从地面一冲破天，我眼睛所看到的，低头是延绵不绝的云山，平视是一望不见边际的太空，仰望则是由蓝到玄黑的宇宙了吧。

当上变成下，当“天”变成“地”，思维方向也发生了变化。假如站在太空看地球，地球不是一个单纯的圆球，它的周身围绕着一圈“云”。这时候，地球与云层是一个整体，不是天和地的对立体。云层就像地球的皮肤，保护地球，尽量减少外界对地球的伤害。我想，从这个角度来说，云层，就相当于地球的肺，“肺在体合皮”。当站在这个角度看时，“云出地气，雨出天气”，简直就是人体的津液气精生成的生动描述，也能更好地理解肺气肃降。

做一个思想实验，地球的地核就是人体的胞中（或说命门），云层就是人体的肺系统，它们是一个立体圆结构，云层在外，地核在内。

金曰从革，金性收敛肃降。地球上的水液在地核、阳光的综合作用下化为水气——地气，地气上为云；水蒸气到达云层，成为云的一部分——天气，高空远离地核气温骤降，适当条件下变成水滴下降——天气下为雨。

“饮入于胃，游溢精气，上输于脾，脾气散精，上归于肺，通调水道，下输膀胱，水精四布，五经并行。”这段描述，与“云出地气，雨出天气”之“水—— 地气——云（天气）——雨（水）”，都是对水（津液）循环变化的描述，运行路线几乎一致。

煮粥时，锅具的圆体结构，实现了粥液的循环往复，我想这个圆体锅边，就相当于云层。水液加热后上升，遇到锅盖后凝结，刚开始是雾气状，渐渐越来越多集成水珠，滴下或沿锅盖流下，实现了水——气——津液的变化。这个时候，锅盖也相当于云层。

假如加热的火在锅内中心，那么上述的变化就成为圆心——圆周之间的往复。肺从革之性，不仅是从上往下的“肃降”，还包括了从外向内，从下向上……准确的说，即向心性的收敛。

经此观察与想象，我对“金曰从革”的理解更立体、更全面一些了，并对“肺主通调水道”的功能有了直观性的认识。

4.2.43　答 2 月 27 日老师问——王红玉

胞热为千古之谜，鼻咽癌、结肠癌都与胞热上移有关。

古人看到了“什么”之后悟出“胞”是身体邪热发生的“根源”？ 为什么没有“胞寒”？

六腑为什么没有“移寒”？

“六经”有“寒热”传变吗？

看到老师的提问后，我翻阅了书籍，自己又出现了若干问题：胞是什么？胞等于女子胞吗？女子胞就是子宫吗？

五藏移寒始于肾，移热始于脾，揭示什么？ 六腑为什么只有移热？为什么始于胞？

脾移热于肝后，是肝脾俱热？还是肝热，脾已不热？余类推“移寒”“移热”为何只见于《气厥论篇》？

老师提出的“六经”是《伤寒论》六经，还是经络的六阳经？

(1)胞之解

带着上面的问题，我进行了《内经》原文的搜索，发现对“胞”的描述有十余处。

第一次出现在《五藏别论》：“脑髓骨脉胆女子胞，此六者地气之所生也，皆藏于阴而象于地，故藏而不泻，名曰奇恒之腑。”此处，胞即是女子胞，为奇恒之腑，象于地。但女子胞是什么呢？是专指“女子”，还是“女”和“子”呢？

“月事不来者，胞脉闭也。胞脉者属心而络于胞中。今气上迫肺，心气不得下通，故月事不来也。”(《评热病论》)，“人有重身，九月而瘖，此为何也？胞之络脉绝也。”(《奇病论》)，又在《灵枢·水胀》有“石瘕何如？岐伯曰：石瘕生于胞中，寒气客于子门，子门闭塞，气不得通，恶血当泻不泻，衃以留止，日以益大，状如怀子，月事不以时下，皆生于女子，可导而下”。可见，此处的“胞”，是专指女子的，并很有可能是专指胞宫，即子宫及其附件。

在《灵枢·五音五味》“黄帝曰：妇人无须者，无血气乎？岐伯曰：冲脉、任脉，皆起于胞中，上循背里，为经络之海。其浮而外出者，循腹右上行，会于咽喉，别而络唇叉。血气盛则充肤热肉，血独盛则澹渗皮肤，生毫毛。今妇人之生，有余于气，不足于血，以其数脱血也，冲任之脉，不荣又唇，故须不生焉。”其后，黄帝继续追问了宦者、士人伤阴者、天宦几种男性胡须生与不生的原因。在此篇中，冲任之脉皆起于胞中，且又提及胡须生长之由，可见，此处的“胞”是女性和男性共同具有的。

作为奇恒之腑的“女子胞”，如果专指女性的胞宫，那么显然男性就少一个奇恒之腑，当然也是失妥的。

因此我对“胞”的认识最后总结为：胞是女性与男性共同具有的一个生理结构，包含但不等于胞宫。并且胞有明确的生理结构位置，从上文看，其位于下焦，相当于女性子宫的位置。

(2)胞为何移热于膀胱？

查阅文献，有人认为“胞”有很多含义，分别有：膀胱、心包络、胞宫、精室等。其中《痹论》“胞痹者，少腹膀胱，按之内痈，若沃以汤，涩于小便……”与《灵枢·淫邪发梦》“客于胞(月直)，则梦便”，被人认为是指膀胱的依据。但我认为，如果指膀胱，何必既言“胞痹”，又云“少腹膀胱”呢？邪气客于胞与肠，梦大小便，也不能作为就是膀胱的依据。

更何况，《气厥论》“胞移热于膀胱”，如果是胞就是膀胱，显然不通。我仍然认为，胞是位于下焦的一个具有明确生理结构和生理功能的脏腑之一，位置近于膀胱，在女子为胞宫，在男子很可能是精室（包含精囊、输精管、前列腺）。

如果这样理解，就容易明白为何“胞移热于膀胱”，因为它们的生理位置是最接近的。从解剖位置看，六腑移热的顺序是按照位置就近原则进行的，胞近膀胱，膀胱近小肠，小肠近大肠，大肠近胃，胃近胆，最后胆移热于奇恒之腑脑。这里面还有更深的含义，我还没有搞清楚。

（3）六腑移热为何始于“胞”？为什么没有“胞寒”？

老师很重视“胞”，我猜测“胞”是生命之源，是先天。上篇《空中观云再论“金曰从革”》，将地核比作胞，既然在经典中不能理解，不妨再取象比类吧。如果胞就是人体的地核，那么就是人体热量来源，是生命源泉，一切热源于此，因此，六腑移热开始于胞热。（那么为什么不移热于五藏呢？）也因此，胞只有热，没有寒。

（4）古人看到“什么”会认为胞是身体邪热发生的“根源”呢？

《内经》常以天地之间的自然现象比喻人体，奇恒之腑就是“象于地”，“藏而不泻”的。我想，如果“胞”就是地球的地核，当地核不再“藏而不泻”，而是泻出时，那么就是“火山”喷发，地表滚烫、大量热量外泻、烟尘漫天、天地之间一片混沌。这与人体出现“上火”，邪热上行是多么相像！所以，“胞”既是人体生命之源，同时也是一切邪热生起的“根源”（在外邪、欲望、情绪等的因素作用下，外泻而出）。

（5）鼻咽癌、结肠癌都与胞热上移有关

通过上述推论，结合《气厥论》原文，可以推断此两种癌症与胞热上移有关。“胞移热于膀胱……膀胱移热于小肠……小肠移热于大肠，为虙瘕，为沉。大肠移热于胃，善食而瘦人，谓之食亦。胃移热于胆，亦曰食亦。胆移热于脑，则辛頞鼻渊，鼻渊者，浊涕下不止也，传为衄蔑瞑目，故得之气厥也。”邪结大肠，腑气不通，时有腹痛、便秘，可能是结肠癌早期症状；胃又好能吃，却越来越瘦，是癌症消耗性的表现；鼻根部辛辣感，鼻腔流浊涕不止，甚至出血、视力不清，是鼻咽癌的表现。

这一点，胞为邪热之源是相通的，可以互证的。

（6）六腑为什么没有“移寒”？

《内经》只在《气厥论》中出现了“移热”“移寒”，为何用“移”，而不是“传”或其他字呢？老师在讲课中，脉滚动是六腑气化，经与腑分离。外移是六阳经有热，内移是六阳经有寒，老师没有用“移热”“移寒”，说明这个词的含义是特定的。我们平常说疾病传变，一般是指从一个地方传到另一个地方，有时开始和被传俱病，有时开始的好了，被传的病了。而“移”，则是指从一处挪到另一处，原来的地方不再有。

六腑移热，源于胞热不藏，上移而成。热属阳，性主升，故热从下往上移。六腑若有移寒，可能源于什么呢？如果六腑没有移寒，那么六腑有寒则是另外一种含义，比如寒邪客于大肠，寒邪中胃等等，并不是移寒。寒属阴，性收敛下沉，如有寒，当从上往下移。在上的六腑为胃，胃为中土，本身并没有明显寒热偏属，且胃为阳明经，多气多血，受邪多为热化，故无寒可下移。

（7）五藏移热、移寒从何而来？五藏与六腑能否互相移热或移寒？

五藏移寒，由肾到肝，脾到肝，肝到心，心到肺，肺到肾；五藏移热，从脾到肝，肝到心，心到肺，肺到肾，肾到脾。既不完全符合五行生克规律，也不完全符合解剖位置就近原则。不解。

移寒始于肾，是因为肾为寒水吗？移热始于脾，又是何故？不解。

六腑为五藏之门户，五藏与六腑能否互相移热、移寒呢？经文中未见，不解。六腑移热，是从下到上，病情逐渐加重，不再移回到出发点。五藏移热移寒，均有死症，却可以从出发点移一圈后回到出发点？

原想取象类比，从地球之上，找到类似五藏的事物，没有成功。这一段完全没有思路，请大家指教！

（8）六经有寒热传变吗？

如果此六经是指伤寒六经，六经是有寒热传变的。太阳受寒，可顺传于少阳、阳明；少阳受寒，可顺传给阳明，也可逆传给太阳；阳明多气多血，受寒亦能很快热化，如果寒邪重，则传为太阴受邪。寒邪在太阴、少阴、厥阴可互传。太阴多虚寒，少阴有虚热与虚寒，厥阴有热厥寒厥。三阳经之邪可传入三阴经，既可直接传与相表里之阴经，也可传与其他阴经，一般为病进。三阴经之邪可逆传给三阳经，一般为病退。

4.2.44　肺主治节随想——王红玉

肺能“宣”，亦能“降”，煮粥时负阴抱阳为上升，戴阳归阴为下降。肺的肃降使戴阳归阴得以完成。由“升”变成“降”，就是一种转换，就是一个“节点”。肺为相傅之官，治节出焉。治，为治理，老师说是对源头的梳理；节，节点，转换点。今天观察竹子，每一根竹子，都是在竹节的位置发出新芽、生长、形成新的节、长出新的嫩芽。再看其他树木，也是在节的位置发新芽。以前只知道，春天来了，万物发陈，树木吐新芽。如今，才去思考，万物生育，不仅有春天的生发之力，还与肺（金）的治节有关。

仔细观察“节”，树木的节都是由一段枝渐渐膨大，再逐渐变小，接着下一段枝。膨大处就是“节”，它是一种形态转变为另一种形态的结合点，是一种新生，但又与前面的形态密不可分。

在煮粥时，气上升，遇到锅盖而凝结，由“气”变成“水”；再聚积、流下，由“上升”变成“下降”。这里的变化转换处，就是“节”。在人体，饮食水谷之气出中焦，到上焦，经肺而形成津液，也是一种节。节的过渡转换，是由肺的“从革”功能完成的。

人身有营气、卫气、脏腑之气、元气等，实际是一气，因功能、形态、位置不同而有不同的名称。气与精，与津液、与血，又在不停地转化中。因此，血津液精的转换，都与“肺主治节”有关。

元气为气之根，津液化生的动力在胞（或说命门火），与肾的功能分不开。肺为水之上源，金生水，通过宣发肃降梳理腠理溪谷的津液、气，实现物质之间的转换。这是“治”。

有“治”才能使“节”顺利完成，“节”是新物质（生命）形成的源点。

4.2.45 五藏虚实之思辨——王红玉

五脏藏精气而不泻。五脏者，肝心脾肺肾；藏者，隐而不外，凡贵重之物皆以“藏”为要，五脏又名五藏，即五种贵重秘藏的东西；精气者，所藏之物，五脏之精同出异名，功用有别；不泻者，对“藏”的再次强调和重视。五脏（五藏）以储藏各自的精气不外泻为最基本最重要的功能，可以把五藏看成五个宝阁。

“肾者主水，受五藏六府之精而藏之，五藏盛，乃能泻”，肾精一源先天父母，二源五藏六府之精的充盛，唯有五藏精气盛，肾精乃盛而可泻，故有子。如此看来，五藏藏精气而不泻，唯独肾精可泻？亦或其他四藏精气也可泻，只是途径不同而已？

“邪气盛则实，精气夺则虚”，是五脏虚实的纲领。“邪气”者何？贼风虚邪等为从外而来的邪气；荣卫顷移之邪为内生之邪。“精气”者何？人体、天地之间的一种维持正常状态，发挥正常功能的物质，是气血津液等人体生命结构的化生之源。“精气”与“正气”、“真气”并不等同，“刺不知四时之经，病之所生，以从为逆，正气内乱，与精相薄。必审九候，正气不乱，精气不转”。但是五藏精气有没有具体所指呢？肾精、肝精、心精、脾精、肺精？五藏精气为阳还是阴？或者非阴非阳？

“非其位则邪，当其位则正”，天地之六气，太过、不及都是“非其位”而成邪气，若在其时，则为正气；人体之精气，不在其位，则变成“邪气”（如相火妄动），各居其位，则为正气。

“邪之所凑，其气必虚，阴虚者，阳必凑之”。无论是外来之邪，还是内生之邪，凡邪气所到之处，必定是精气亏虚之处；反过来说，凡是精气亏虚之处，必定有邪气凑之。可见，“虚”“实”就是一对同时存在的阴阳关系，有虚就有实，有实就有虚。当精气不在其位，其位的精气为“亏虚”状态，则有其他物质凑到该处，不在其位的精气跑到其他位置上，变成“邪气”。“阴虚者，阳必凑之”，反过来，阳虚者，阴必凑之。

从李老师的点评看，五藏“精少”则阴虚，精是阴？阴虚则“阳”必凑之，故热。在这里，“阳”为五藏之外的营卫，精气亏虚，则营气凑之，营气内陷稽留成为“邪热”。虽然此时看起来为热，却不是体外侵入的实热，而是精少导致的阴虚之热。精少是其本质，营卫化热是其结果。

如果精为阴，是否气为阳？当某藏之精少，此藏之气有何变化？气是变少，还是变多，或者不变化？老师用电梯比喻肝，电梯内空气比喻肝气，出入的人数比喻阴质。阴质增则肝气减为寒，阴质减则肝气增为热。老师又说，内经对五脏“虚与实”的判断是以“气”的出入作为标准。按照气的出入为标准判断虚实，则五藏虚实就好判断。（阴）精少时，阳气增多，为实；阳气虚时，阴则增多，为虚。

结语：五藏虚即五藏之气虚，也即阴质增多时为虚；五藏实即五藏之精（阴）少，也即阳气增多时为实。故，五藏虚：肝气虚，肝阳上亢，肝瘀滞，肾气不足，肾气不固，肾寒，肺气虚，肺气不固，肺寒，脾气虚，心气虚，心血淤。五藏实：肝血虚，肝阴虚，肾阴虚，肾精亏损，肾热，肺热哮，脾湿热，心血虚，心阴虚。

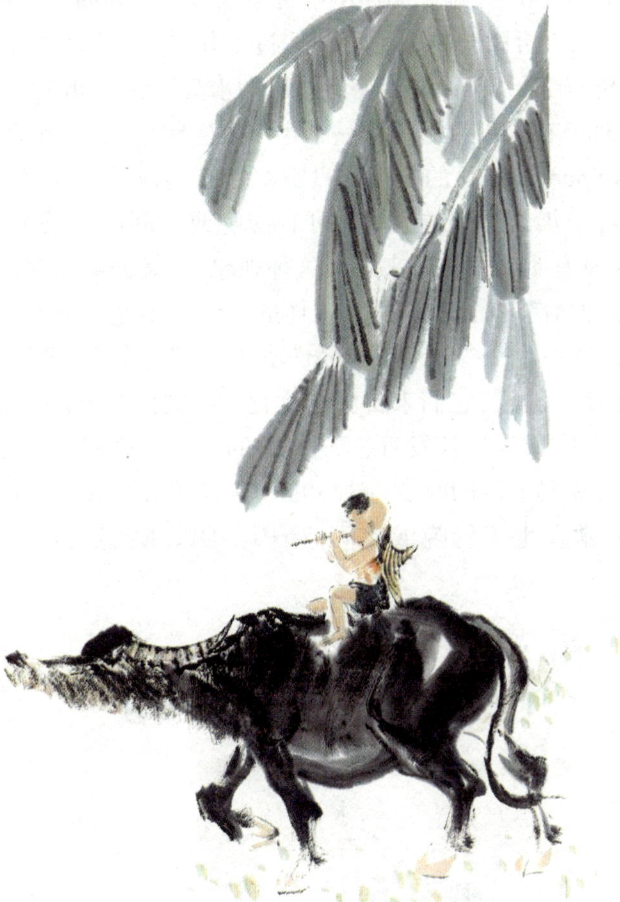

4.2.46　肺主治节——王俭

肺主治节，治者，疏导水之源头；节者，阴阳转化之处。对于树而言，树根（犹如肺）从土壤（犹如脾）中汲取水和养分（犹如津液），通过维管束（犹如三焦）输往树全身的各个空隙（犹如腠理、谿谷），这是“治”。这个过程中，要经过树干树枝上无数肉眼可见的节点，这是有形的节；还要经历一年四季 24 节气，顺应天时的阴阳寒热变化，这是无形的节；抽新枝，萌新芽，结果实，这是有形的节；吸收 CO_2 通过叶片的光合作用释放 O_2，这是无形的节。如果把地面的部分归于阳，地下的部分归于阴，那么果实回到土里，实现了最大的阴阳转换，生命的更替，这是树最大的“节”。

对于人体的肺而言，接受来自脾土的津液（水），通过肺主气以及肺的宣降功能，协同三焦对津液作了重新分布，“上焦如雾，中焦如沤，下焦如渎”正是描述了不同的津液状态，这是肺的“治”，亦说“肺为水之上源”。津液流经五脏六腑，四肢百骸，关节，穴位，内经曰“人有三百六十五节”，这些是有形的节。而人体从出生到长大，还会经历许多无形的“节”。带过 baby 的人都知道，1—6 个月内的 baby 常常会在某段时间内特别难搞定，哭闹不休，但是又食欲特别旺盛，把家人折腾得精疲力尽。但过了几天又一切恢复正常。西方人把这种现象称之为“Growth Spurt”。Spurt 是指突然涌出的水流，Growth Spurt 是指在短时间内突然快速的生长。这种现象在人出生后的第一个半年发生频率最高，此后逐渐减少，直到青春期再次出现。Growth Spurt 最明显的表现是食欲突然旺盛，睡眠节律改变，可伴有性格的短期改变，烦躁不安。对于年长一点的儿童，可有傍晚或夜间的膝关节附近痛，也称“growing pain”。目前为止还没有明确的科研来解释这种现象，只能证实其存在。

今天老师讲“肺主治节”，让我们思考人体的“节”。我忽然觉得可以试用这个理论来解释这种现象。你看，这一个个“Growth Spurt”不正象是一个个“节”，这“突然涌出的水流”不是可以理解为“津液气血”，它们来自脾的生化——突然旺盛的食欲（土生金），通过肺的“治”，促进阴阳转化，完成人生长发育（金生水）的一个个里程碑。可以有烦躁不安的情绪改变（对肝的影响），睡眠节律的改变（对心的影响）。年长儿的膝关节附近痛（有形之节的表现及水性趋下），常发生于傍晚或夜间（殆阳归阴或阴盛之时容易有气血津液的转枢不利）。

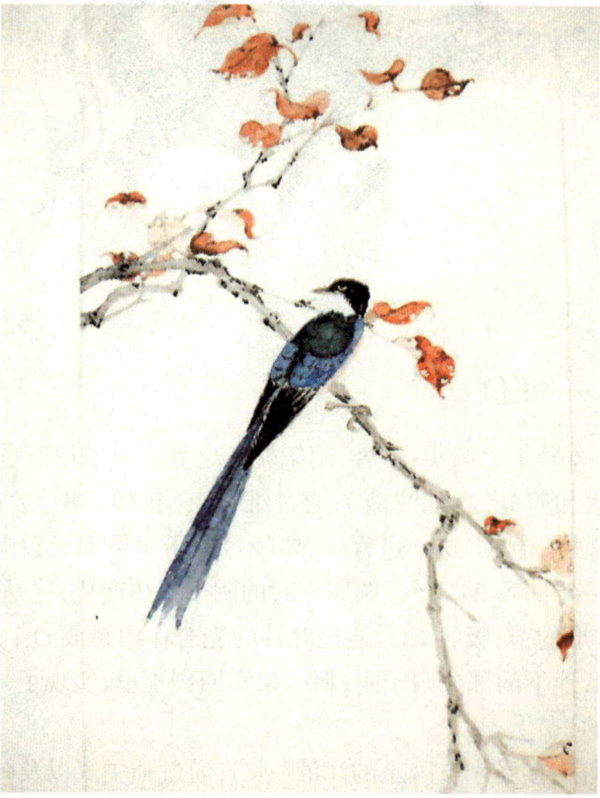

4.2.47 由“皮毛生肾”再思老师提问——王俭

首先非常感激老师对“皮毛生肾”的点悟，太阳寒水，溪谷化生，仿佛让我看到了一束光！

日前，老师给我们看了一张图。图中树根深深扎进土壤里，老师说这土壤好比腠理，树根仿若血脉，树根从土壤中源源不断地汲取养分（气血津液），这种关系称之为“盗”，并非为对方而存在。而这些养分最终到达的是肾，也可以理解为为了满足生命的最大利益——繁殖，会尽量满足肾的需求。中焦谷气上升，遇皮毛（太阳经）变冷，下注溪谷，为“水之上源”（肾精的上源）。所以如果一边是肾在无休止的汲取，而上源却不能更多的供给，最先出现问题的应是腠理，最终必然是肾。髮落面焦，皮松肉弛，是我们肉眼可见的腠理变化，还有我们肉眼不可见之腠理变化，如女子之胞宫，男子之精囊。七七八八尚属常态，然而现代人的生活有着更多消耗肾精的方式。如果我们可以先行体察到腠理的变化，早些开源节流以保证肾精的需求，不是很好吗？

再说补肾。今日老师指出当今补肾方只顾滋阴，不知“皮毛生肾”的原理，治病不求其源。所以要补肾，要先保证“锅盖”的功能正常，津液才能存入溪谷。金柜肾气丸中用了解表药桂枝。

想到桂枝，就想到老师的最后一题。解表药可治心悸吗？纵观伤寒条文，如第 64 条“发汗过多，其人叉手自冒心，心下悸，欲得按者，桂枝甘草汤主之。”第 102 条“伤寒二三日，心中悸而烦者，小建中汤主之。”以及大名鼎鼎被喻嘉言称为“心悸圣方”的第 177 条，原文“伤寒，脉结代，心动悸，炙甘草汤主之。”每方必用桂枝。以前认为是桂枝+甘草，辛甘化阳，取其温通心阳的作用。现在再想一想，用桂枝解表，恢复锅盖的功能，是为了让津液可以循其正路，所以推测心悸一证，必与津液异常有关。但除了第 64 条“发汗过多”，我还未找到其它证据，还在思考中。

一点感悟，还望老师和学长们指正。

4.2.48 腠理有津液吗——王珍业

再次答第三题。

答：《道德经》“三十辐共一毂，当其无，有车之用。埏埴（shān zhí）以为器，当其无，有器之用。凿户牖以为室，当其无，有室之用。故有之以为利，无之以为用。”说是三十个车辐共用一个毂，因为中间空的才可以有车用；用黏土做成器皿，中间是空的才有茶杯可以用；建造房屋，墙上必须留出空洞装门窗，屋里是空的，房屋的空隙才能有居住的作用。

回想老师讲的腠理，参考素问，灵枢等多部医学经典，多见开腠理，发腠理，肥腠理，发泄腠理，腠理闭塞，腠理以密，外濡腠理，通腠理等。由此可见腠理为器，内可纳正气，邪气，津液，血等。《内经·举痛论》“寒则腠理闭，气不行，故气收矣。炅则腠理开，荣卫通，汗大泄，故气泄。”是寒热对腠理的影响。

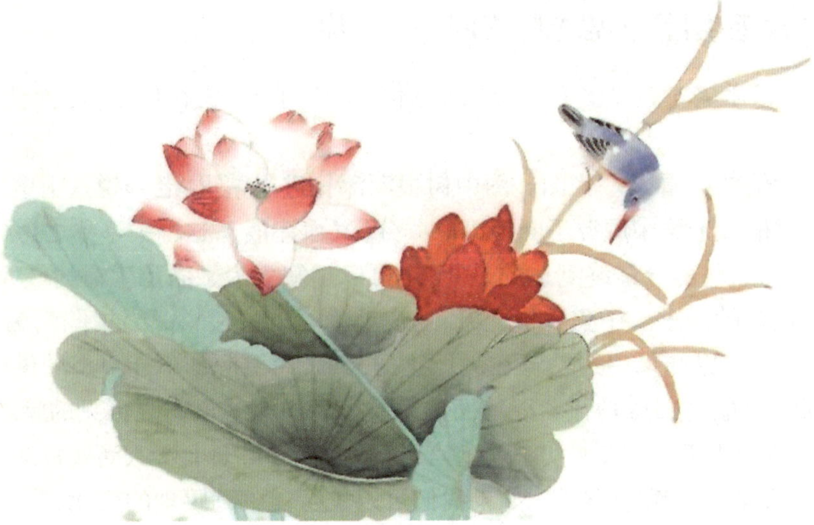

4.2.49 何为津液

第一题:

答:“胞”在中医学中主要有二义。一为“女子胞”,又称“胞宫”、“子脏”等,即“子宫”。二是通“脬”,指膀胱。如《金匮要略·妇人杂病脉证并治第二十二》第19条中:“此名转胞,不得溺也”。《素问·五脏别论》最早提出“女子胞”之名,认为其有蓄藏精血、孕育胎儿的作用,并将其列为奇恒之府之一。显然,李老师所说的“胞”,应该是“胞宫”。“胞”出现“阳不入阴”,当属“宫寒”,可导致气血凝涩,临床表现为月经愆期、量少色暗、小腹或腰腹冷痛、手足不温等。奇恒之府,其形中空似腑,腑属阳;其中藏精藏血,孕育胎息,地气之所生,藏而不泄法脏,脏属阴。因此,“胞”亦有“负阴抱阳”及“戴阳归阴”的特质。

《素问·阴阳应象大论》云:“阴阳者,天地之道也,万物之纲纪,变化之父母,生杀之本始,神明之府也”。阴阳是一个相对的概念,人体之气,源于肾中精气、脾胃化生的水谷之气、肺吸入的清气并在肺、脾、肾等生理功能综合作用下产生且无处不到,属阳。然“阴阳者,数之可十,推之可百;数之可千,推之可万”,气又可分阴阳。营行脉中,是由水谷精微中的精华之气化生,具有营养作用之气,有化生血液和营养全身二大生理功能,属阴;卫气,行于脉外,对其生成历代认识不一:有言“卫出上焦”者,如张志聪《黄帝内经灵枢集注》:“卫气者,阴阳水谷之悍气,从上焦而出,卫于表阳,故曰卫出上焦”;有言“卫出中焦”者,如《王九峰医案》:“胃者,卫之源”;有言“卫出下焦”者,如《灵枢·营卫生会篇》:“营出于中焦,卫气出于下焦”。实际上,三种观点各有千秋,立足点不同而已。卫气的主要功能是防御、温煦和调节。也就是护卫肌表,抵御外邪侵袭;温养脏腑、肌肉、皮毛,使肌肉充实,皮肤滑润;调节和控制腠理的开合。卫气还与人之寐与寤密切相关,其昼行于阳,夜行于阴,当卫气行于体内时,人便入睡;卫气自睛明出于体表时,人便醒寤。当“胞”出现“阳不入阴”也就是

“胞寒”时,调营卫主要是“戴阳归阴”,通过卫气的温煦作用和营气的荣养作用,恢复“胞”蓄藏精血、孕育生命之功。

第二题:

三焦,是中医藏象学说中一直存在争议的概念。我认为,广义的三焦,即张景岳所说的“脏腑之外,躯壳之内,包罗诸脏,一腔之大腑”,有上焦、中焦、下焦之分。《灵枢·营卫生会篇》:“上焦出于胃上又,并咽以上,贯膈而布胸中”,“中焦亦并胃中,出上焦之后”,“下焦者,别回肠,注于膀胱而渗入焉”。从部位看,膈上胸中为上焦,包括心肺;膈下脐上腹部为中焦,包括脾、胃、肝、胆;脐下腹部为下焦,包括肾、膀胱、大肠、小肠。当然,亦有将肝归属下焦者。如《千金要方》:下焦……主肝肾病候也”。而金礼蒙之《东医宝鉴·内景篇》则将头至心作上焦,心至脐为中焦,脐至足为下焦。广义的三焦,也被称为温病之三焦。狭义的三焦,为六腑之一,如《灵枢·本输》:“三焦者,中渎之府也,水道出焉,属膀胱,是孤之府也”。由此可见,“胞”不属于狭义三焦中的“下焦”,是正确的。

第三题:

《康熙字典》:腠,肤腠也,肉理分际也。张仲景:“腠者,是三焦通会元真之处,为血气所注。理者,是皮肤脏腑之文(纹)理也”。人体之气血津液是互生互化的,在阴平阳秘的生理状态下,卫阳蒸腾营阴,行于表润泽肌肤,行于里,淖泽脏腑,令其不燥不溃。在阴阳失调的病理状态下,若卫阳虚不能卫外而为固,则津液外泄,证见汗出恶风,动则尤甚。若营阴不足,难以随卫气熏肤、充身、泽毛,若雾露之溉,则皮肤干燥粗糙,毛发干枯。所以,腠理是有津液的。

第四题:

津液,是机体一切正常水液的总称,包括各脏腑形体官窍的内在体液及其正常的分泌物。津液也是构成人体和维持正常生命活动的基本物质之一。津液皆由水谷精微所化生,根据其性状、功能以及分布,可分为津和液。如《灵枢·决气》篇:“腠理发泄,汗出溱溱,是谓津……谷入气满,淖泽注于骨,骨属屈伸,泄泽,补益脑髓,皮肤润泽,是谓液”;《灵枢·五癃津液别》篇:“津液各走其道,故三焦出气,以温分肉、充皮肤,为其津;其流而不行者,为液”。由于津液与血皆可由水谷精微所化生,因而津液与血亦可相互转化。诚如《灵枢·邪客》篇所言:“营气者,泌其津液,注之于脉,化以为血”;或“中焦出气如露,上注溪谷而渗孙脉,津液和调,变化而赤为血”(《灵枢·痈疽》)。基于津液和血液同源于水谷精微,所以,被输布于肌肉、腠理等处的津液,不断地渗入孙络,成为血液的组成部分。津液可以化生为血,不断补充血液,使血液盈满,发挥其营养、濡润的作用,故有“津血同源”之说。由于汗为津液所化,汗出过多,必耗津伤血。因此,临床上,对于多汗夺津,或剧烈呕吐及腹泻者,皆不可妄用耗血、破血之品,此即《灵枢·营卫生会》篇之“夺汗者无血”;反之亦然,即“夺血者无汗”。

第五题:

津液虽同出一源,皆由中焦水谷精微所化生,细思之,二者不仅来源存在差异,其流行、分布亦有不同。比如，津，可以直接由外摄入（水、粥、各种饮品等），而液则必须经过肺、脾、肾等脏腑气化功能才能完成。津液的分布不同，流行的方向亦不同。《素问·经脉别论》："饮入于胃，游溢精气，上输于脾，脾气散精，上归于肺，通调水道，下输膀胱，水精四布，五经并行"，就分别津液的分布与流行的方向。

第六题：

黄芪与汉防己、黄芪与桂枝、黄芪与茯苓配伍，皆有调节津液"流速"的作用。《金匮要略》(《伤寒杂病论》为中医学的四大经典之一，由于历史的原因，其在流传的过程中，分为《伤寒论》与《金匮要略》二书）中，黄芪常被张仲景调节水液的代谢，如《痉湿暍病脉证治第二》第22条："风湿脉浮，身重，汗出恶风者，防己黄芪汤主之"（汉防己、黄芪、白术、炒甘草、生姜、大枣）；《水气病脉证并治第十四》第24条："皮水为病，四肢肿，水气在皮肤中，四肢聂聂动者，防己茯苓汤主之"（汉防己、黄芪、茯苓、桂枝、甘草）；第28条：问曰：黄汗之为病，身体肿，发热汗出而渴，状如风水。汗沾衣，色正黄，如柏汁，脉自沉，何从得之？师曰：以汗出入水中浴，水从汗孔入得之，宜芪芍桂酒汤主之"（黄芪、芍药、桂枝、苦酒）。

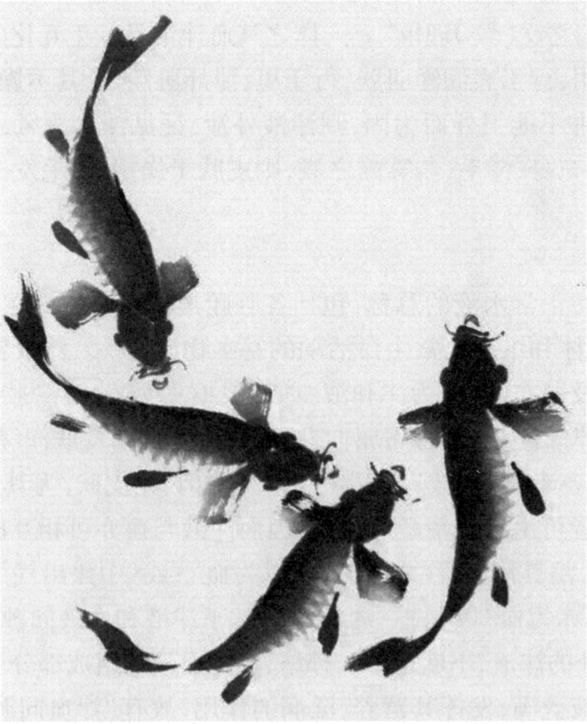

4.2.50 对三焦之"三"与焦的自然哲理的认识——张甦颖

《道德经》第四十二章"道生一，一生二，二生三，三生万物"之说，是老子宇宙生成观的表达。此处的一、二、三绝非简单的数字或具体事物的数量，而是"道"创生万物、由简单到复杂的过程。

道，是自然界至高无上的规律和法则，从宇宙的角度来看，本原虽一片混沌，但还是有自身固有的规律。在此基础上，变化、产生了“一”，即“太极”，这就是“道生一”；“积阳为天，积阴为地”，即为“一生二”；“人生于地，命悬于天，天地合气，命之曰人”（《素问·宝命全形论》），即“二生三”。天、地、人　三才，变化无穷，万物乃生，此即“三生万物”。类比于人，“人秉天地之气生，四时之法成”，“道生一”之“一”，即人之整体；“一生二”之“二”，即人体之阴阳；“二生三”之“三”，即“三焦”，包括上、中、下三焦。“三焦”的“焦”，是“会意字”。上面的“隹”，指短尾的鸟。“隹”在上，本义是指烤熟的鸟。火的发现和使用，是旧石器时代原始人的一项重大成就，从利用火山爆发、电闪雷击形成的自然火，到火种保存乃至钻木取火，对远古人类的进化有不可估量的影响。而“木炭”是由木头烧制而成，需要在炭窑中点烧制到一定程度后，封闭炭窑空气进入，利用余热继续加热木材，熘出其水分和木焦油而成。在这一过程中，离不开。人之三焦，“为脏腑之外，躯体之内，包罗诸藏，一腔之大府”，究其根本，应该是机体内、脏腑组织之间的腔隙。这些空间为脏腑组织器官提供了存在的场所，并为其功能的发挥提供热源和动能。

三焦主要有两大功能，一是通行元气，为元气升降之道路，如《难经·六十六难》：“三焦者，元气之别使也，主通行三气，经历五脏六腑”，故三焦失常，气道壅滞，则必生胀满。二是运行水液，如《素问·灵兰秘典论》：“三焦者，决渎之官，水道出焉”。说明三焦是人体水液升降布散及浊液徘排泄的通道，这一过程，离不开气化也就是阳气的参与。三焦功能障碍时，可出现“不得小便，窘急，溢则水，留则为胀”（《灵枢·邪气脏腑病形》）。

4.2.51　对李老师“谁控制并影响着‘溪谷’”的认识——张甦颖

树，由树冠（树枝）、树干和树根三部分组成。乔木，通常枝、干、根分明；而冠木的地上部分，往往只是横七竖八的枝条。无论何种树木，我们看到的都是有形的树枝或枝干，看不见的不仅有深入地下或“咬定青山不放松，立根原在破岩中”的树根，还应该有穿行、充溢于枝叶之间的“气”与“津”。我国地域辽阔，地理环境与气候条件各不相同。同样的树种，在南方一年四季郁郁葱葱，苍翠欲滴；而在北方尤其是冬季则变得凋零枯萎，原因与天阳的温煦不足以及我们看不到的“空”或“无”中水气（津液）的匮乏密切相关。

类比人体，我们肉眼可见的皮肤毛发、五官及其孔窍、四肢躯干，或借助于现代化诊疗设备可以洞察的脏腑、肌肉、骨骼，但仍有无法完全洞悉的腠理、溪谷。“腠者，为三焦通会元真之处，为血气所注；理者，是皮肤脏腑之文理也”。腠理、溪谷皆有“缝隙”，具有“器”的特质一“容纳”，所以，其不仅是元气与真气（由又鼻吸入自然界的清气与水谷之气相合而成）汇聚之处，也是气血化生之所。天地控制、影响着“溪谷”，人类也可以通过顺应、感悟天地之道，调节自身“溪谷”的津液与气血。

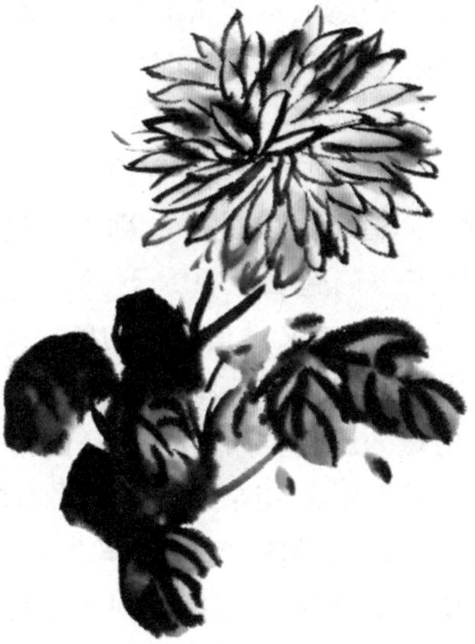

4.2.52 试答李老师在"一期学员开班"时所提问题——张甦颖

（1）答：血脉对于人体五脏六腑来说，主要存在二种关系。其一，是五脏六腑维系正常生理功能所需营养物质的"输送管道"和"后勤保障"；其二，血脉，包括脉管与运行于其中的气及血液。血脉与五脏六腑有相互依存、相互渗透的关系。首先，心主血脉，肺朝百脉，血脉之中充溢、运行的卫气、营气、营阴、血液等精微物质既需要五脏的化生，也离不开六腑的受纳、传导、变化及排泄，以维持血脉中及腠理之间气、血、精、津、液的来源的充分以及"成品"的纯洁与干净（例如，没有胃的受纳、腐熟水谷，就无法实现'受气取汁，变化而赤'以生血；没有大肠的传导变化，糟粕不能下行排泄，阳明燥金积热成毒，

通过腠理渗入血脉，上扰心神则生烦躁，甚则神昏谵语；外蒸皮肤，可生斑疹、疔毒）。而血管的管壁连同皮肤、脏腑的纹理皆属腠理，血脉中的气、血、津、液皆可通过血管的管壁及五脏六腑间的腠理、溪谷进行物质与能量的交换。 血脉中与"气"对应的是其所帅之血，血属阴。 血脉的阴阳属性为"阴中有阳"（脉管与其中运行的气血而言，主静，属阴；气血主动，属阳）；而血脉之中，则既有"负阴抱阳"与"戴阳归阴"，"冲气以为和"的景象，宛若老师煮粥时的演示。我觉得这里的"冲气"就是"心阳"。 血脉与天地之间的河流是有共性的，最基本的就是"流动性"。而"流动"，需要"冲气"（如风，地势高低落差产生的"势能"）所引发。

（2）答：《伤寒杂病论》（后分为《伤寒论》、《金匮要略》二书）中，"平脉"的含义有二。一是作形容词使用，表示"正常的"、"平时的"或"平常的"，例如，《金匮要略·妇人妊娠病脉证治第二十》"妇人得平脉，阴脉小弱，其人渴，不能食，无寒热，名妊娠"；二是作动词使用，通"凭"，有"凭借"、"依靠"之义，平脉者，把脉、诊脉也。如仲景在《伤寒杂病论·自序》中云："撰用《素问》、《九卷》、《八十一难》、《阴阳大论》、《胎颅药录》，并平脉辨证，为《伤寒杂病论》，合十六卷"。此处的"平脉辨证"，是指将"把脉"作为辨证的重要依据。 总之，在

《伤寒杂病论》中,“平脉”是可以见于正常人的。前者,是指有胃、有神、有根的正常脉象或者说“生理脉象”,可做为诊察病脉的参照脉象;后者则指通过脉象的位、数、形、势等方面的变化,体察、判断人体五脏六腑、十二经脉、奇经八脉等气血阴阳的偏盛、偏衰,为遣方用药及针灸推拿等提供依据。

(3)答:我认为中医所说的最大器官应该是“腠理”。而之前却一直认为是“三焦”,这主要源于张景岳“三焦者,确有一腑,盖脏腑之外,躯壳之内,包罗诸脏,一腔之大腑”之说的影响。学习长桑君脉法之后,对张仲景“腠者,是三焦通会元真之处,为血气所注;理者,是皮肤脏腑之文理也”的论述,有了新的认识。三焦虽大,尚在躯壳之内;而皮肤及其所附属的毛发等,则包裹全身身,位于人体的最外层,理所当然地也包裹着三焦。所以说,腠理才是人体最大的器官。

(4)答:从部位上来看,肝、胆位居膈下脐上,应该属于中焦。但从功能上来说,肝藏血,主疏泄,为厥阴风木之脏,两阴交尽,阴尽阳生,且肝肾同源,精血互生互化,关系密切,所以,温病学派将肝归于下焦。至于胆,无论是从部位还是从功能上,都应属于中焦。

(5)答:把脉时,候五脏阳气的盛衰是非常重要的。《素问·生气通天论》:“阳气者,若天与日,失其所则折寿而不彰。故天运当以日光明,是故阳因而上,卫外者也”。说明阳气之于人体乃至天地间万物,不可须臾缺失。有阳则万物生长,无阳则神机化灭。我想,长桑君脉法中“平移求腑”作为最重要、最基本的脉法又诀,体现的应该就是重视阳气吧?!

(6)答:桡动脉在寸部是有分支的,我在临床上就摸到过。其形成的原因除了与某些人桡动脉解剖学上的异常有关之外,也可能是脉动的“余波”。正如《金匮要略·痰饮病脉证并治第十二》“脉双弦者,寒也,皆大下后喜虚;脉偏弦者,饮也”。

(7)答:以前,见过脉图,不过,都是由脉象仪记录描画的。学习了长桑君脉法之后,才看到真正意义的脉图。

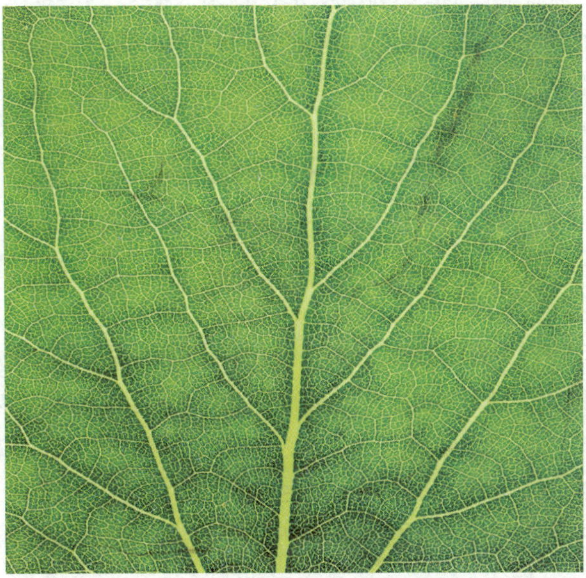

4.2.53 治的含义——张甦颖

答："治"，从水、从台，其本义水名，出自泰山。引申为从水的初始处、细小处着手，依据水的特性，进行修整、疏通等，并由此派生出管理（如古代"治府"，包括省治、府治、州治等）、惩办（如"治罪"）、医疗（如治病、医治）、研究（如治学）等义。"节"，本为名词，指"竹节"，如《说文解字》：节，"竹约也，从竹，即声"，延伸到"木节"，泛指草木枝干间坚实结节的部分，如《周易·说卦传》："其与木也，为坚多节"；引申指事物的分节（如二节车厢、膝关节）、分段（如三节课）、节点等（如"节骨眼儿"）。由于竹节的分段有一定规律，故"节"又有"法度"、"节拍"、"节度"（调度、指挥）等含 义。"节"在古汉语中还常作动词使用，有"调节"、"调和"之义。

老师问：如果"治与节"是"目的"，想想肺如何"主之"？ 学生认为，就功能来说，肺有"宣"，"降"，"吐纳"，"收敛"，"安魄"等功能。在简单回顾了"治"与" 节"的基本文字学含义之后，再结合长桑君脉法来探究"肺主治节"，就有了不同于以往的认识。记得听第一次公益课时，老师在讲解"脉蔼蔼"的含义、指感、临床主病之后，提出治疗应注意调"腠理的津液"，说实话当时十分不解（子宫内膜异位症，分明病在血，多与瘀血阻滞有关，应该活血调经或通阳活血利水啊）。经过近阶段的学习、思考，尤其是老师的循循启发及群里同学们的影响，开始重新认识"肺"在五脏中的地位。心为君主之官，神明出焉；肺，作为"佐君"之重臣，必然要担当"治国"最重要、最关键而且还是最全面的工作与职责（气、血、精、津、液的运行、布散、内外交换转化与生成），是人类生生不息，繁衍后代最为重要的脏器。如果没有肺的"治"与"节"，就没有气机正常的升降与出入，就没有气、血、精、津、液的生、长、化、收、藏。故《素问·六微旨大论》云"非出入，则无以生长壮老已；非升降，则无以生长化收藏"。"是以升降出入，无器不有。故器者，生化之宇，器散则分之，生化息矣"。人体最大的"器"—腠理，最小的器— "小小小……溪谷"，皆由肺所主，无论"器"之大或小，其中皆充溢着我们看见的或看不见的气、血、精、津、液，也"安放着" 肺所主的"魄"。俗话说，人有"三魂七魄"，其中"七魄"，分别主宰人的呼吸、心跳、消化、水液代谢、生殖机能、冷热感知以及警觉功能。人入睡后"魂"通常应处于休息状态，因"人卧血归于肝"，肝藏血，血舍魂。而魄依然处于"工作状态"，肺藏魄，生命完结时魄也会离开人体，其途径便是《难经·四十四难》" 七冲门"之一的"魄门"（即肛门）。所以，古代人抢救濒死者时，首先要做的是以物塞住其肛门，以防"魄散"。而临床上一些危重病人出现神志昏迷，大小便失禁时，往往也意味着魂魄将散，命将不久矣。

总之，由于"气"具有广泛的意义，它不仅是构成万物的原始材料，是物质的基本状态，而精神状态也被称为"气"，如孟子所说的"浩然之气"。《金匮要略》首篇即云："夫人秉五常，因风气而生长"，这里的"风气"，即是指充溢于天地万物之间的"气"。《庄子·知北游》："人之生，气之聚也。聚则为生，散则为死……故曰：通天下一气耳"。所以，健康人养生，应注意适寒温、避邪风以坚皮肤（扎紧篱笆，以防邪入），并避免过食生冷，避免"形寒饮冷伤肺"，此乃"未病先防"；调护不当，处于亚健康状态尤其是易疲劳、动则汗出，遇冷则喷嚏流涕，易感冒者，可服用玉屏风散等益气固表，此为"欲病防作"；至于各种疾病状态，则无外乎气、血、精、津、液数量及质量的异常，以及运行、输布、排泄的障碍。需及早调理腠理之气、血、精、津、液，以恢复脏腑经络气血阴阳的动态平衡及"秩序"，此乃"既病防变"。上述各个环节中，都与"肺主治节"密切相关。而我们临床治病遣方用药时常常自觉或不自觉地在所出处方中加用"治气"药（包括行气、补气、降气、敛气等），实际上，也是通过腠理调节人体的气血阴阳，使之归于平衡。这也可看作是"肺"最大的"用"。

4.2.54　答学员专号空间的提问——张甦颖

（1）答：胞，即女子胞，有蓄藏精血（二七天癸至，任脉通，太冲脉盛，月事以时下）、孕育生命之功，为奇恒之府之一。十二经的气血通过冲脉、任脉、督脉灌注于胞中而为经血之源，胎孕之本。乳房，为胞之"外挂"，乳头属肝，乳房属胃；冲任为气血之海，"上行则为乳，下行则为经"，乳房的发育及泌乳功能亦与肾气密切相关。睾，亦称"外肾"《中医肾病学辞典》："外肾，肾囊 也"；《医门棒喝》："若七情乍动，相火立现，如欲动则外肾举"。其主要功能是主藏精、主生殖。徐福松教授认为，与下丘脑-垂体-性腺轴对整个机体的机能和男女生殖系统的调节密切相关。三者共同关系到人类乃至哺乳类动物的繁衍。对于自然界的生命来说，生生不已就是最大的"利益"。

（2）李老师将人体比作三居室的房子，我觉得是以"三居"类比人之"三焦"。《素问. 灵兰秘典论》云："三焦者，决渎之官，水道出焉"。分隔上与中焦的膈以及皮肤、腠理将人体脏腑组织分隔成不同的区域。皮肤、膈、腠理相当于分隔房间的墙壁，为"有"；其分隔成的空间（三焦），可视为"无"。唯其"无"，乃能"容"（容纳相应的脏腑器官组织）也就是"有"。然后，才能发挥各自的生理功能，这就相当于"用"。或许这就是《道德经》第十一章所说的"三十幅，共一毂，当其无，有车之用。挺埴以为器，当其无，有器之用。凿户牖以为室，当其无，有室之用。故有之以为利，无之以为用"吧。

如果说繁衍后代、生生不已是人类最大的"利益"，那么，健康地、有质量、有尊严地活着，才算得上让我们的身体"物尽其用"吧？

4.2.55　行为气——张甦颖

答：一棵大树，树根的"须"是水的源头，"须"生在土里，树叶靠蒸腾作用提供"蒸腾拉力"，使"根须"从土壤中吸收的水分，通过布散在树木各部分的"导 管"，"经过"或"绕过"一个个"节"（一些参天大树树干上常常有"树结"，外皮剥脱露出较光滑而干燥的韧皮，仿佛失去了生机；而十年前曾在澳大利亚凯恩斯的海滩看到过许多不知名的大树，树冠象撑开的巨伞，郁郁葱葱。奇怪的是靠近树杈的树干上挂着累累"树瘤"，宛若一个个"节"却并不干燥）输送到树枝、树梢和树叶。当然，"须"将水分上输，也离不开"根压"的作用。我觉得，这一过程，有点儿像“煮粥”勺子向前推动时的“负阴抱阳”，不同点在于后者具有“主动性”，而前者是“被动的”。

树叶通过光合作用与“天”进行“气”的“交换”，天气下为雨，无数的雨滴恰似甘霖滋润土地，也可以将它们看作树木无形的“果实”最终回归土地（相当于“戴阳归阴”），实现天地万物之间的交流、汇通与转化。凡是植被好、森林覆盖率高的地方，雨水也相对丰沛，万物充满生机和活力。

天气下为雨的过程，体现的就是“戴阳归阴”。联想到煮粥，开锅后，上升的水蒸气属“阳”，锅里的水与米属“阴”。勺子的搅动为“冲气”，是促进水与米充分交融的动力。但是，如果不盖锅盖，即使一直搅动，上升的水气也不会凝聚成水回到锅中（即无法“戴阳归阴”），而且火旺水少时还极易糊锅（“阴竭阳越”）。只有开锅后，盖好锅盖、小火慢煮，才能看到水蒸气在锅盖凝聚成水并不断直接下落或沿锅壁下行与锅中水米汇合，使水与米不断碰撞、交会、渗透，最终成为香喷喷的粥。

老师提问，一年要经历春夏秋冬，水要经过树木中各种“关节”，升到“树梢和树叶”，最大的“节点”是什么呢？

我认为应该是“水与气”及“气与水”的有序转化，即“气化”。果实累累（包括有形的果实乃至树叶、花朵；无形的或隐形的雨水、雾露等）回到土里。这些均与肺主治节的功能相类似。换言之，“肺主治节”中最大的“节”（最关键的地方）就是“气化”，它关系到气、血、精、津、液的生成、输布、排泄与转化，关系到人的“生机”不可谓不大。

4.2.56 从煮粥论道到三八妇女节——朱壮康

从煮粥论道到三八妇女节一路下来，老师让我们观察周遭事物与自然界变化息息相应，使学生有一些感悟：

勺子就像冲气将大地划开形成山谷两侧及中间的河流，经过时间孕育有了花草树木等绿油油植物和有生命的动物。由于太阳、月亮、大气气压及海洋洋流等因素，而有了风云雾雪雨等自然节气的变化。山谷的上空有云雾就像煮粥时刚盖上锅盖有些雾气产生一样，经过一段时间开始产生珠水往下掉，就如下雨、下雪或清晨产生的露珠。这些水分会润湿土地及花草树木，由于重力的关系，顺着山谷里斜坡的溪沟往下顺流到小溪，许多小溪又逐渐汇聚形成大的河流。煮粥时，将勺子移动的液体从旁边往后流动，并跟在勺子后面走，即勺子前面为负阴抱阳、阳动阴随，勺子后面为戴阳归阴，而煮粥过程中出现的薄膜相当于土壤及花草树木，犹如三焦、腠理及筋膜。自然界就是如此循环不息而孕育万物。如《灵枢·痈疽篇》上焦出气，以温分肉，而养骨节，通腠理。中焦出气如露，上注谿谷，而渗孙脉，津液和调，变化而赤为血，血和则孙脉先满溢，乃注于络脉，皆盈，乃注于经脉。

《道德经》“谷神不死，是谓玄牝”。老子所说的谷神，借用佛家的话，就是空，是空灵的含意，佛学讲先要求到空，人要能把自身欲望、念头、思想、感觉都空得掉才能长寿，谷因为中空而无物，才能装有神灵。牝，在中国上古的文字中，是母性、雌性生殖机能的文雅代名词。牡字，便是男性、雄性生理机能的代号。在这个世界上，一切动植物，虽然由牝牡两性的结合形成延续的生命，但个体生命大多数都是从雌性，也就是阴性的生殖器官所出生的。山谷也存在天道、地道、人道三才的空间，使得自然界精气神能在无的空间里循环运动来孕育着万物，世间万物都是从无到有，所以才说道是万物的源头。

冬天山谷顶峰有白雪覆盖在土壤及花草树木上，这时候的万物都进入冬眠或减少活动量来保存元气。所以肾属于北方、五色属黑色、开窍于前后二阴、精气藏于肾，与四时中的冬天相应。当春天到来寒冰开始融化时，山谷的冰水流入河水里，当超过河水容量就会成涝造成灾害，所以病在溪和谷；另一角度是有的山谷顶峰常年积雪不化、寒凝积滞，气化缓慢，所以万物在这种环境下不易生长及延续后代。就如煮粥时若没有火或是火不够，这时放进一块冰或冷水则滚烫的粥突然平静下来不动，整个锅也变冰凉了，而人的胞宫、睾或前列腺等易形成症瘕积聚。所以老师才说了就生命而言，生育后代是最大的“利益”。而人类有了子嗣的延续，才会有文明社会的进步与发展。

《道德经》有之以为利，无之以为用。人体是三间室的房子，墙壁就是“有”，房间的“空间”就是“无”。三间室犹如三焦，这三个空间各有它的功能和作用，每个空间除了它应有的物品摆设外，人可以在剩下的空间里活动自如或自由地经门穿梭于房间之间；门窗若都开启则空气对流顺畅，若都闭锁则空气污浊不通。房子的内外墙壁犹如腠理及筋膜，它可以为人们遮风避雨，墙壁、窗户及门本身也有隙缝来面对日晒雨淋的热涨冷缩。房子在四季变化时，房内也有因应的变化，例如：春天时，气温由寒转温，这时人们会将门窗打开，将屋内的潮湿之气与屋外的空气对流，使室内空气清新；夏天时，气温由温转热，这时屋内温度升高，则会把门窗日夜打开，使其屋内屋外温度一样；秋天时，气温由热转凉，这时会将门冲关小些，让室内温度不至于下降太快；冬天时，气温油凉转寒，门窗则闭锁，并使用壁炉取暖，让室内变得温暖。所以人体的经脉、三焦、腠理及筋膜等有形的东西给予了三焦无形的空间，体内的津液和精微物质输布、血的运行和气化，甚至是精子、卵或胚胎的形成，在这些空间里能运动和结合。有形的东西给人类带来了便利，带来了利益。但无形的东西、无形的部分才能发挥它最大的作用。

腠理的“腠”相当于皮筋筋骨在“演奏”，它的琴弦有十二根以应十二月六气，韵有五以应天之五行，黄钟大吕，洞箫牡笛。

“腠”即皮肉聚集的意思，从宏观的角度来讲，就是单个细胞簇拥在一起，形成了覆盖全身的表皮。但是从微观上看，每个细胞之间有细微的间隙，这些细胞和它们之间细微的缝隙就是“腠”。“理”即纹理，就是细胞之间的间隙、接缝连接拼凑而成，就是皮肤之间的缝隙，纹理所在也就是间隙所在，也就是腠之所在。如果把细胞比做山的话，腠就如同两山之间的山谷，理就是多个山谷连接成的沟壑。腠理肥，则间隙小；腠理疏，则间隙大。

五音六律，五音，是指宫、商、角、征、羽五个音阶；六律，是定乐器的标准。指古代音律。后也泛指音乐。六律又分阳律与阴律，属奇数的六种律称阳律，属偶数的六种律称阴律。黄钟属于阳律，大吕属于阴律。《灵枢·九针论》："九而九之，九九八十一，以起黄钟数焉。"说是奇数的六律黄钟与九针之数相应。五音六律又与人的五脏六腑相对应，角为木音通于肝，征为火音通于心，宫为土音通于脾，羽为水音通于肾，商为金音通于肺。六律建阴阳诸经，而合之十二月、十二辰、十二节、十二经水、十二时、十二经脉。

人体的活动，需要肌原纤维、肌纤维、肌束、肌肉及肌腱等皮筋筋骨和细胞液、组织液相互湿润收缩，达到动作协调。如从山谷图到小溪图，山顶上天空的乌云降雨、降雪，或涌出地表的泉水，当这些水在地表出现时，部分的水会被植物的根或土壤所吸收；而不被吸收的部分，则形成地表的迳流，当其沿着洼沟斜坡向下流动时，水就会愈聚愈多，在高山谷地形成一条山涧小溪，小溪由上逐渐汇集而下聚流，最后进入山谷的河流里，过程中的潺潺流水声及鳥叫虫鸣就象是琴弦、黄钟、大吕、箫和笛等乐器的合奏，犹如五音相应五行，利用五行相生原理来滋养人体的五脏六腑。象是现代人进入健身房时，戴上耳机听音乐并配合运动，若音乐符合每个人的五行，相信可以促进运动健身和达到放松精神紧张的效果。

人体内的溪谷是由五脏六腑的气血津液来控制，而五脏六腑的溪谷则由天地的五运六气来控制，所以说人与自然界的和谐很重要。

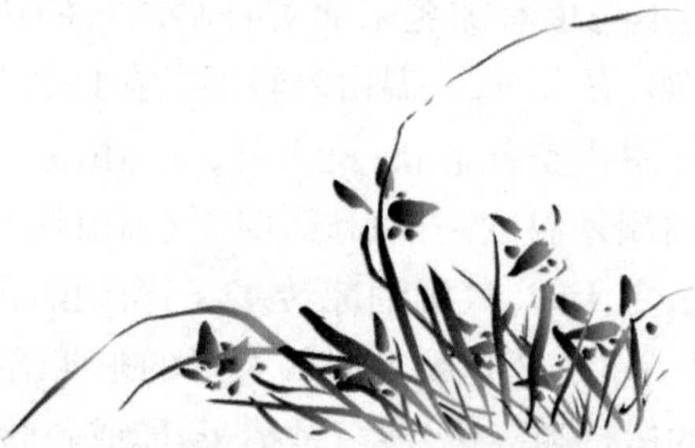